En hommage à saint Joseph,
le saint préféré de ma mère,
celui d'Élisabeth et le mien.

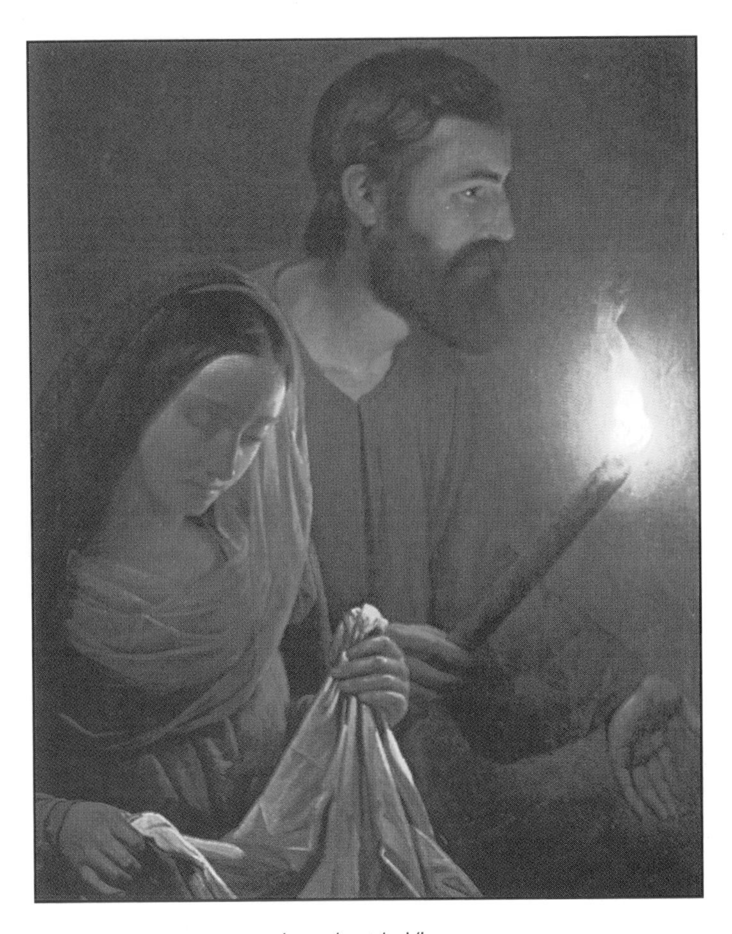

Joseph et la Vierge
Petrus Van Schendel (1806-1870)
Coll. Oratoire Saint-Joseph

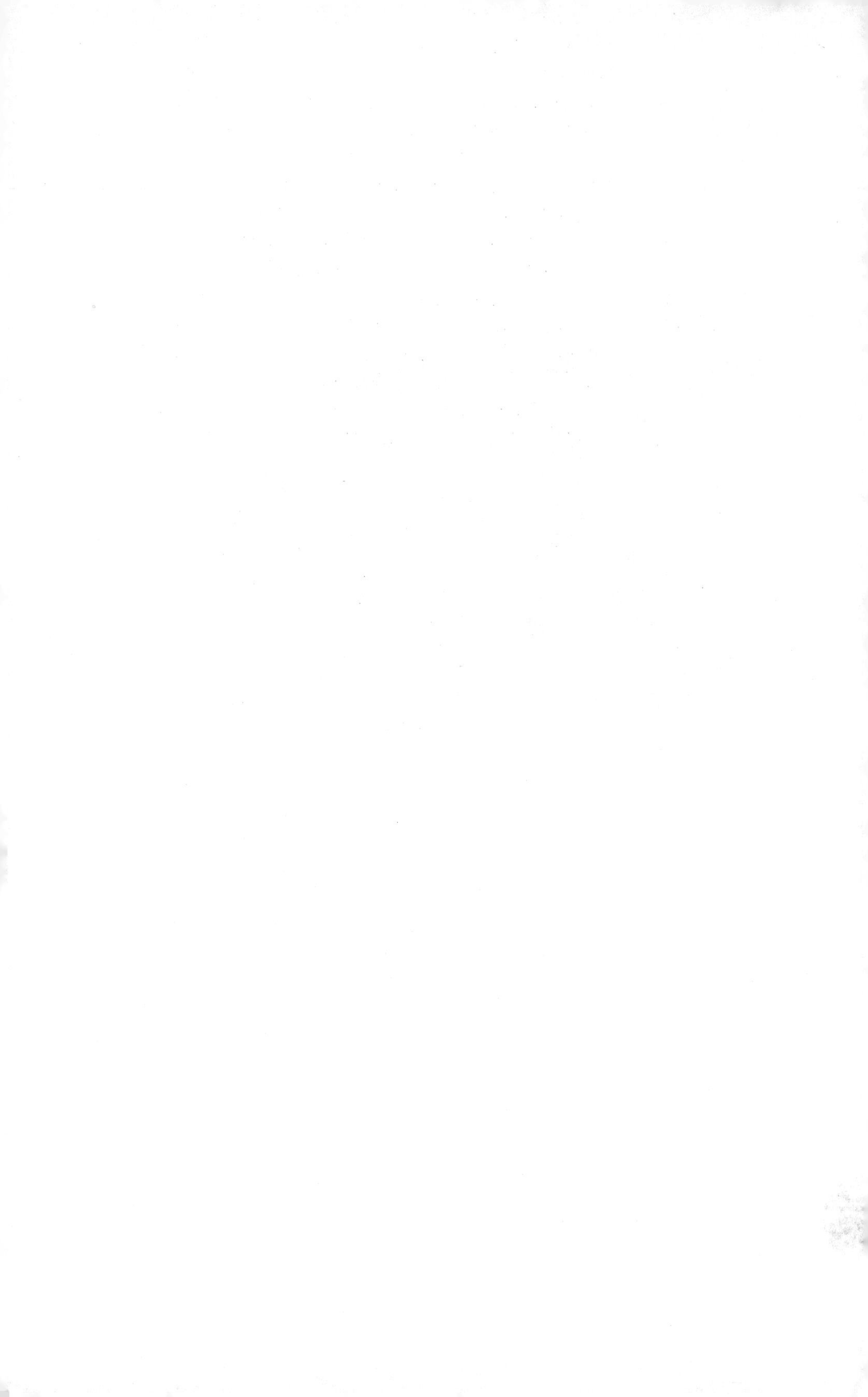

Élisabeth

Parfum d'étoile

Du même auteur

Les plantons, aux éditions La Pensée Universelle, Paris, 1971, 61 pages : théâtre (épuisé).

Les pâquerettes pourpres, La Pensée Universelle, Paris, 1975, 61 pages : théâtre (épuisé).

Ces apatrides aux semelles de vent, aux éditions Humanitas nouvelle optique, Montréal, 1987, 101 pages : essais sur la coopération internationale.

Confessions d'un Québécois ordinaire, aux éditions Humanitas nouvelle optique, Montréal, 1988, 116 pages : autobiographie.

La soutane rebelle, aux éditions Humanitas nouvelle optique, Montréal, 1988, 102 pages : autobiographie (suite).

Peut-être que je suis d'ailleurs, aux éditions Humanitas nouvelle optique, Montréal, 1987, 100 pages : autobiographie (suite et fin).

Un printemps tardif, aux éditions Humanitas nouvelle optique, Montréal, 1993, 91 pages : roman.

Jeanne Le Ber, blanche orchidée, publié à compte d'auteur, Montréal, 1994, 135 pages : biographie. Traduction anglaise par Irène Morissette, c.n.d. Traduction en espagnol par Gabriel Hernández Zavala.

Jérusalem au sommet de ma joie !, publié à compte d'auteur, Montréal, 1994, 95 pages ; récit de voyage.

L'aujourd'hui de ta Parole, publié à compte d'auteur, Montréal, 1994, 496 pages : recueil d'homélies.

De la plume au plumage, aux éditions Guérin, 1995, 101 pages : recueil de nouvelles.

Rosalie Cadron-Jetté, sage-femme, aux éditions Lidec, Montréal, 1995, 60 pages : biographie.

La petite Thérèse de Montréal, (Sœur Jean-Baptiste, s.p.) publié à compte d'auteur, Montréal, 1996, 95 pages : biographie.

Une lanterne dans la nuit, Rosalie, sage-femme, publié à compte d'auteur, Montréal, 1996, 101 pages : biographie.

Je me souviens d'eux, publié à compte d'auteur, Montréal, 1997, 552 pages, anthologie de grandes personnalités du Québec.

Élisabeth
Parfum d'étoile

Yvon Langlois

Mise en page: Lucie Coulombe
Maquette de la couverture: Guy Verville
Illustration de la couverture: Jean Fournier

Réalisé sous la supervision de:
Arrimage Gestion Impression Inc., Montréal

Dépôt légal: Bibliothèque nationale du Québec, 1998
Bibliothèque nationale du Canada, 1998

ISBN 2-9803-9036-4

Imprimé au Canada

Liminaire

On raconte qu'à l'occasion de l'exhumation du corps de Mère Saint-Joseph le 9 octobre 1969, trente-deux ans après sa mort, la pelle des fossoyeurs fendille le couvercle de la tombe et, à la surprise générale, on voit sortir du cercueil, une tige verte bien vivace, à peu près à la hauteur des mains. Dans le silence soudain devenu palpable, la voix du docteur Paul Morin s'élève grave et solennelle : « C'est bien symbolique, mes Sœurs. » Puis, surpris lui-même de la prophétie qu'il énonce en voyant la tige longer le bras de la défunte et aboutir dans ses mains, il ajoute : « Elle tient la racine de la communauté dans ses mains ! »

J'ai été fortement impressionné à la lecture de ce récit rapporté dans le *Sommaire des procès* pour la canonisation de la servante de Dieu. Comment une racine avait-elle pu percer le bois d'un cercueil, s'y infiltrer et rester vivante? Il y a là un mystère difficile à déchiffrer au plan botanique. Peut-être serait-il plus simple d'y déceler quelque chose de tout à fait symbolique et surnaturel.

Aussi, avant de commencer à écrire la vie de Mère Saint-Joseph, je me suis rendu auprès de son tombeau et j'ai demandé à la souriante Vénérable de faire sortir de mon cœur un autre rameau vivant qui deviendrait sous ma plume un récit alerte et captivant pour le lecteur. J'apporte le fruit de plusieurs mois de voisinage auprès de cette femme sereine au visage paisible et reposant.

Il ne faut pas s'attendre à trouver dans la vie d'Élisabeth Bergeron (Mère Saint-Joseph) une existence semée de fracassantes résurrections de morts, de visions spectaculaires ou d'extases séraphiques. Rien de tel dans la vie d'Élisabeth, comme j'aime à l'appeler familièrement. Non. Élisabeth a vécu une vie toute simple, comme la plupart des gens de chez nous. C'est pourquoi elle est tellement accessible et proche de chacun de nous.

On rapporte que, dans son enfance, elle aimait accompagner son père aux champs et respirer le parfum du foin coupé. «Ça sent l'odeur du ciel!» disait-elle, émerveillée. Je formule le souhait qu'à son contact, chaque lecteur puisse dire à son tour: «Cette femme m'a transporté au ciel pendant quelques moments. Elle a mis du parfum dans ma vie, un je ne sais quoi qui me fait voir la vie de façon agréable et souriante.

On dirait que j'ai des yeux neufs et que toute chose m'apparaît dans une lumière nouvelle. Grâce à Dieu qui a manifesté par elle en tout lieu le parfum de sa connaissance : elle a vraiment été pour moi *la bonne odeur du Christ* (1 Cor 32, 14-15). »

Oui, car sur cette bonne terre maskoutaine du Québec, Élisabeth a laissé un souvenir parfumé qui embaume encore de sa vie tout imprégnée du bon Dieu. La connaître, c'est devenir meilleur. Elle réussit à faire aimer la vertu et à la rendre aimable et attirante. Puisse son visage rayonnant accompagner votre lecture !

Il va sans dire que j'ai consulté tous les livres écrits sur la Vénérable Mère Saint-Joseph, entre autres, les écrits du Père Angelo Mitri, o.m.i. ; *Mère Saint-Joseph* par Sœur Sainte-Marie-Bernard et *Dieu choisit les humbles* du Père André Guay, o.m.i. Toutefois, ma principale source de référence reste incontestablement la *Positio* de Sœur Jeannine Couture, s.j.s.h., l'ouvrage de base le plus sérieux. Toutes mes citations y réfèrent. Pour ne pas alourdir le texte avec des renvois fastidieux pour le lecteur, je me contenterai de citer entre guillemets.

Je remercie de tout cœur les Sœurs de Saint-Joseph de Saint-Hyacinthe pour leur grande disponibilité et tous ceux et celles qui, de près ou de loin, ont été pour moi, source d'inspiration.

Yvon Langlois

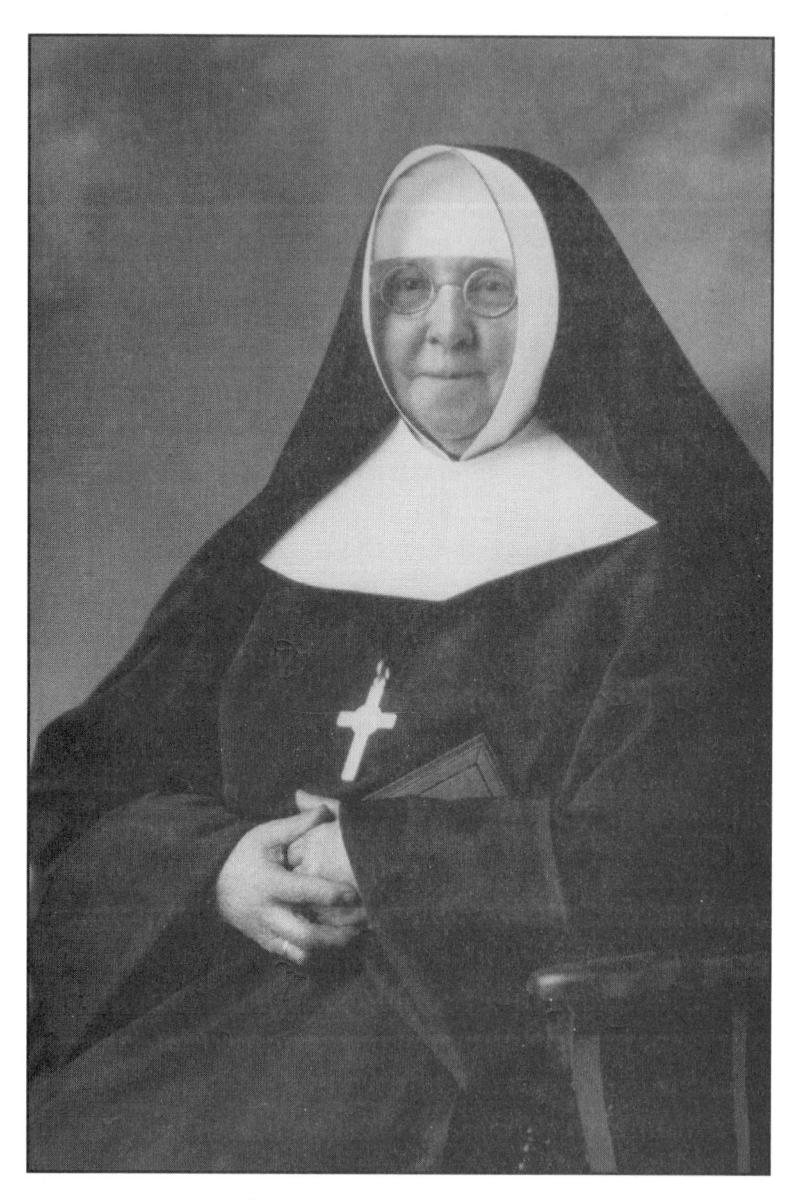

Élisabeth Bergeron, fondatrice
1851 – 1936

1

Au temps du muguet

Ce matin-là, Basiliste a le cœur en fête. Elle vient de donner naissance à un autre enfant. Cette fois, c'est une fille ! Oui, la sage-femme vient de lui répéter : « Tu vas être contente, Basiliste ! C'est une fille ! C'est une fille ! » Ses trois garçons Jean-Baptiste, cinq ans, Joseph, quatre ans et Octave, deux ans, Basiliste les aime bien mais pour une femme, donner naissance à une fille, c'est une joie indéfinissable. La mère entrevoit déjà une connivence secrète avec sa fille, une affinité de sentiments, quelque chose de difficile à expliquer. Quel beau cadeau de la vie en ce 25 mai 1851 !

Probablement que Basiliste ignore tout du langage symbolique des fleurs même si son prénom étrange a une résonance provençale plutôt que québécoise. Mais chez nous comme en France, le mois de mai c'est le mois des fleurs, particulièrement du muguet connu sous le nom de clochette de mai ou « clochette céleste. » Basiliste est loin de s'imaginer qu'un jour sa petite fille fera résonner toute la région d'un air céleste et qu'elle embaumera le parterre de l'Église de son parfum délicat comme cette fleur qui la personnifie si bien. De fait, elle deviendra incontestablement la première *Vénérable* de la région de Saint-Hyacinthe. Et probablement, la première Maskoutaine à monter sur les autels.

Ah ! je sais, à cause de son humilité, on lui donnera plus tard la violette des champs comme fleur symbolique. Fleur toute simple s'il en est une que la violette des champs ! Fleur qui se laisse cueillir facilement par le premier passant et qui fleurit la plupart du temps à l'ombre des herbes où elle se cache. De même, Élisabeth vivra toute sa vie enveloppée dans l'humilité la plus complète, se rendra disponible à tous et à chacun et, comble de grâce, le fera de façon exquise. La violette des champs était tout à fait bien choisie pour la personnifier. Remarquez que je n'ai rien contre la violette des champs ! C'est une fleur que j'admire pour sa grande simplicité.

Quand j'ai écrit la vie de Rosalie Cadron-Jetté, *Une lanterne dans la nuit,* Rosalie, elle aussi avait la violette des champs comme fleur représentative. Histoire de rompre avec la routine, je lui ai substitué le pissenlit, fleur printanière généreuse dans sa floraison, simple et combien rayonnante de luminosité ! Ça été la stupéfaction chez plusieurs ! Je reste convaincu de la beauté du pissenlit, quand on prend la peine de le regarder vraiment. Je ne crois pas que le muguet provoque le même étonnement. Du moins, je l'espère.

Mais enfin, pourquoi donc le muguet, me demanderez-vous ? Pour une raison très simple : le muguet préfère lui aussi les lieux secrets et son parfum subtil ne s'étale pas au grand jour. Il faut de l'attention, se pencher pour s'en rendre compte. Il est rare de voir les passants qui le découvrent échapper à la tentation d'en cueillir une branche pour la porter immédiatement à leur narine, subrepticement. Il me semble que la discrétion du parfum de cette fleur minuscule caractérise tout autant Élisabeth que la violette des champs. Enfin, ses frêles clochettes me font penser à toutes ces têtes de petites filles et de petits garçons qui fréquenteront par la suite les écoles des Sœurs de Saint-Joseph de Saint-Hyacinthe dont Élisabeth sera un jour la fondatrice. Voilà pourquoi j'ai choisi le muguet pour personnifier Élisabeth.

Pour le moment, chez les Bergeron, rien de spécial à signaler sauf la joie qui remplit la maison blanchie à la chaux. Le mari de Basiliste, Théophile Bergeron, est fier lui aussi. Depuis leur mariage le 21 janvier 1845, le couple vit dans une parfaite harmonie et tous les deux tentent d'inculquer de bons principes à leurs enfants qui ne tardent pas à remplir la maison. Rien de spectaculaire là non plus. La plupart de nos familles québécoises d'antan vivaient de la même manière. Comme beaucoup d'autres, les Bergeron sont de simples cultivateurs qui triment dur sur leur « terre de deux arpents et quatre perches de largeur sur trente arpents de profondeur », au Grand Rang de *La Présentation*, à environ dix kilomètres de Saint-Hyacinthe.

L'histoire de cette petite ville remonte à 1748 alors que Louis XIV concédait la seigneurie de Maska à Pierre-François Rigaud de Vaudreuil qui la vendit cinq années plus tard à Jacques-Hyacinthe Simon Delorme, lequel vint s'installer sur une pointe de terre qu'il nomma Rapide-Plat à cause de la rencontre de la rivière Yamaska et d'une autre petite rivière qui porte aujourd'hui son nom, la rivière Delorme. Jacques-Hyacinthe Simon Delorme changea aussitôt le nom de sa seigneurie pour celui de Saint-Hyacinthe, sans doute pour honorer un de ses trois patrons. Parmi les trois cent cinquante censitaires qui l'aidèrent à défricher sa seigneurie, on ne comptait qu'un seul anglophone, Joseph Wood, ce qui allait faire de Saint-Hyacinthe la ville la plus francophone du temps en Amérique. Peu après son installation à l'endroit, Delorme découvre une chute intéressante pour son énergie hydraulique. Il la nomme chute « Cascades ». À partir de ce moment, le développement de Saint-Hyacinthe va irradier autour de cette chute : des moulins, un marché, une église, et même le manoir seigneurial. L'essor économique de la région est lancé. À la naissance d'Élisabeth, le régime seigneurial existait encore. Il devait être aboli en 1854, trois ans après sa naissance.

Déjà Saint-Hyacinthe jouissait d'un excellent renom pour la fertilité de ses sols qui faisait l'envie des agriculteurs désireux de s'y établir. C'est encore vrai aujourd'hui. Saint-Hyacinthe demeure à juste titre la capitale agroalimentaire du Québec.

Théophile Bergeron est fier de sa terre, dot de sa femme. Quel beau cadeau elle lui avait fait cette femme débrouillarde ! Au jour de son mariage, elle donne sa terre et la maison qu'elle a reçues en héritage de son père. Une dot ! coutume plutôt inusitée au Québec d'antan car normalement, c'est le garçon qui doit acheter la terre et les bâtiments. Une condition à cette donation : Basiliste devra garder et prendre soin de son père jusqu'au décès de ce dernier. La maison, construite en bois, est blanchie à la chaux et entourée d'ormes et d'érables. Rien de luxueux mais commode, agréable et de bon goût.

Comme on le voit, l'initiative de Basiliste se manifeste très tôt. Aussi, quand arrive le temps de choisir le prénom de sa fille, elle intervient encore comme Zacharie à la naissance de Jean. La petite s'appellera *Élisabeth* décide-t-elle spontanément. D'habitude, les petites filles du temps se prénommaient d'abord Marie avec une kyrielle d'autres prénoms enroulés à la suite. Ici, Basiliste innove et fait preuve d'originalité en prénommant sa fille Élisabeth tout court, sans plus.

Élisabeth ! voilà un joli prénom apparenté à la forme latine du mot hébreu *Elisheba* qui signifie *Dieu est plénitude.* Sans doute Basiliste a pensé à Élisabeth, mère de Jean Baptiste. N'avait-elle pas déjà prénommé son aîné Jean-Baptiste comme le fit la patronne de sa fille pour le fils miraculé de sa vieillesse ? Devons-nous voir une démarche de foi dans ce geste ? Peut-être. Chose certaine, Dieu comblera Élisabeth des bienfaits de sa présence tout au long de sa vie comme il l'a fait pour Marie « comblée de grâce » et patronne de l'église de la paroisse *La Présentation* où la petite est baptisée le

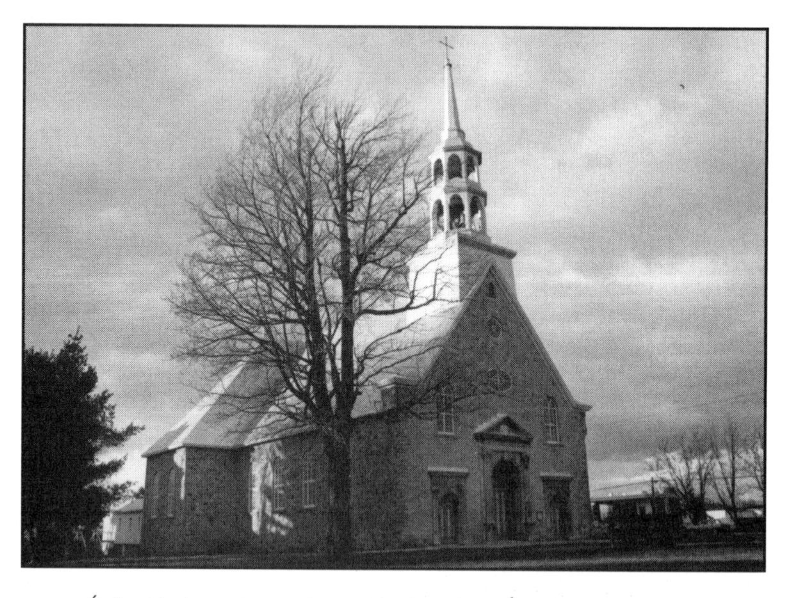

Église de La présentation où fut baptisée Élisabeth Bergeron, aujourd'hui, monument historique.

jour même de sa naissance, selon la coutume de l'époque.

La Présentation existe comme paroisse depuis 1806. C'est alors un village paisible, situé à environ dix kilomètres au nord-ouest de Saint-Hyacinthe. Les cloches de la paroisse sonnent à toute volée pour saluer la naissance joyeuse de cette enfant à la vie surnaturelle. Et, j'imagine, comme Dieu peut avoir ses fantaisies, que pour saluer la naissance d'une sainte, il a dû faire fleurir dans les jardins verdoyants quantité de petites clochettes de muguet blanc qui inclinaient doucement leurs têtes parfumées sur la bonne terre maskoutaine.

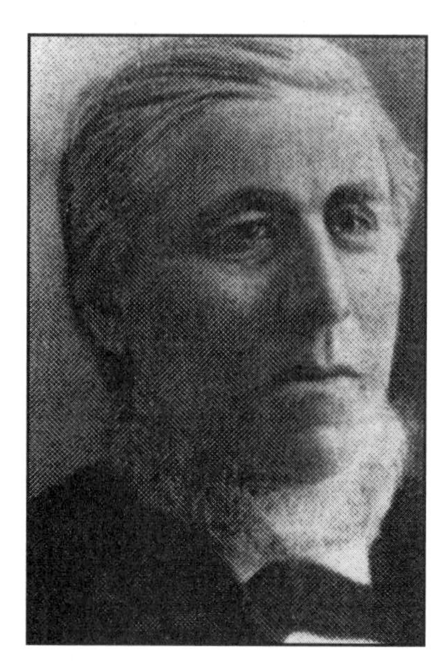

Monsieur Théophile Bergeron
père d'Élisabeth

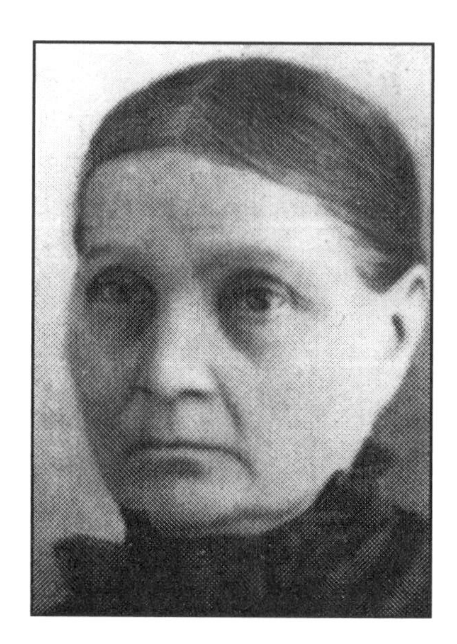

Madame Théophile Bergeron
(Basiliste Petit)
mère d'Élisabeth

2

Élisabeth, la « ratoureuse » !

Élisabeth grandit dans un foyer où règne la paix et le calme. Selon les témoins de son temps, jamais de chicane ni de bagarre à la maison des Bergeron. Ses frères aînés aimaient bien taquiner leur sœur cadette et parfois assez vertement. La petite montrait alors la force de son caractère et s'emportait vivement. Mais il s'agissait d'un mot de sa mère : « Il ne faut pas te fâcher, Élisabeth, cela fait de la peine à Jésus ! » pour que la candide enfant, toute contrite, demande aussitôt pardon et promette de se corriger. Avec le temps, elle finira par supporter taquineries et agacements sans sourciller, même avec un sourire, à la grande déception de ses frères qui aimaient bien ses sorties intempestives.

Élisabeth vient de franchir une étape importante. En effet, au dire du livre des *Proverbes* « il y a quelqu'un de plus grand que celui qui conquiert les villes, c'est celui qui est maître de son cœur » (16, 32). L'apôtre saint Jacques dit à son tour que « celui qui ne pèche pas par la langue est une personne parfaite » (Jc 3, 2). Il ne faut pas s'imaginer cette maîtrise de soi fruit d'une conquête sans effort. Il a fallu de dures luttes et bien des recommencements avant qu'Élisabeth en arrive à cette domination d'elle-même.

On a dit la même chose du doux François de Sales. Mais qui sait que ce bouillant François plutôt colérique et vindicatif de tempérament avait dû lutter pendant une vingtaine d'années avant d'en arriver à ce calme serein ? Quand je montre la photo d'Élisabeth à mes amis, ils trouvent que son visage respire la paix et la douceur. Et c'est vrai. Nous admirons le produit fini. Je leur fais remarquer tout de suite qu'avant d'en arriver là, cette douce Élisabeth a dû elle aussi, conquérir son cœur et le pacifier par de hautes luttes.

Comme les enfants de son âge, Élisabeth fréquente l'école du rang. Pour bien comprendre sa première formation, il faut se situer dans le contexte du temps. Si elle commence à *aller à l'école* comme on disait, à sept ans, nous serions dans les années 1858. Or, l'histoire nous l'apprend, le *Conseil de l'Instruction publique* vient à peine d'être créé en 1856. Faut-il rappeler ici combien nos écoles du Québec d'alors ont eu à souffrir pour se défendre contre l'anglicisation ? Elles vivotaient toutes dans une grande misère, une pauvreté extrême et l'absence de maîtres compétents. Cependant, en dépit de ces ennuis, *La Présentation* était dotée de son école depuis 1826. Un simple cultivateur, Isidore Desnoyers, conscient des bienfaits de l'éducation, avait offert gratuitement un terrain pour l'école que la paroisse fit construire.

Les matières au programme étaient alors la lecture, la grammaire, la géographie, le calcul et surtout la religion. C'est à cette école qu'Élisabeth apprend à lire mais pas à écrire. La chose peut surprendre aujourd'hui mais à la fin du siècle dernier, ce n'était rien d'exceptionnel. Pour écrire, en effet, il fallait du papier, de l'encre et des plumes, toutes choses qui coûtaient bien cher. L'écriture était plutôt considérée comme un luxe que seuls les riches pouvaient se permettre. L'histoire nous rapporte le cas d'autres personnes qui ont réussi leur vie en dépit de cette lacune. Sainte Catherine de Sienne, par exemple, ne savait ni lire ni écrire. Elle est pourtant Docteur de l'Église !

En catéchisme, sa matière préférée, Élisabeth excelle. Aussi, quand elle voit son frère Octave se préparer pour *marcher au catéchisme*, son cœur bondit dans sa poitrine. Aussitôt, elle se tourne vers sa mère et la supplie de pouvoir le suivre. « Mais tu n'as que huit ans, lui répond sa mère. Le curé, tu le sais, exige que les enfants aient entre dix et douze ans pour suivre le catéchisme ! »

Élisabeth ne se laisse pas désarmer pour autant. Elle répond vivement : « Ce n'est pas une bonne raison. Je sais tout mon catéchisme par cœur. Monsieur le curé n'a qu'à m'interroger pour vérifier ! » « Je vais en parler à ton père », reprend la mère pour mettre un terme à la discussion. Comme nous le savons, au siècle dernier, les pères jouissaient d'un pouvoir quasi absolu. L'autorité du chef de famille était indiscutable. Comme il avait toujours raison, rien de surprenant dans la réponse péremptoire du père Théophile : « On ne va tout de même pas déranger monsieur le curé et demander une exception pour toi ! »

Les jeunes d'aujourd'hui pourraient m'objecter ici qu'Élisabeth se soumet trop facilement à l'autorité parentale, qu'elle se montre pleutre, peu douée d'initiative, qu'elle aurait pu répondre : « Pourquoi pas ? » Pour comprendre l'attitude d'Élisabeth, il faut se situer dans le contexte. Dans le temps, une réponse du genre était impensable. Cela ne se faisait pas. Le respect imposait le silence le plus absolu devant l'opinion de l'autorité jamais contestée. Or, justement, Élisabeth est bien éduquée.

Va-t-elle pour autant encaisser le coup, se résigner aussi facilement ? Ce serait mal la connaître. Évidemment, elle se voit prise dans un dilemme et se demande comment en sortir. Les arguments servis par ses parents ne lui semblent pas convaincants. Qu'à cela ne tienne ! Elle trouvera bien une issue...

Depuis quelque temps, elle a pris l'habitude de recourir à sa mère du ciel dans les cas épineux. Elle sait par cœur sa prière du « Souvenez-vous » à la Vierge dont on dit « qu'on n'a jamais entendu dire que quelqu'un ait eu recours à (sa) protection sans avoir été secouru... » Tout en fredonnant cette oraison dans son cœur, Élisabeth a soudain une inspiration. Une lumière surgit dans son cerveau. Elle revoit la scène de Jésus perdu au milieu des docteurs de la loi qui tentent de l'embarrasser avec leurs questions insidieuses. Jésus n'a-t-il pas, apparemment, désobéi à ses parents qui le cherchaient tout angoissés ? N'est-ce pas à lui qu'il faut obéir ? Lui qu'il faut d'abord imiter ? La logique s'impose à elle de façon éblouissante : elle devra prendre la fuite à son tour pour rejoindre les grands. Elle prévoit les obstacles à la réalisation de son dessein. L'église est à quatre kilomètres de la maison !... « Peu importe, se dit-elle d'un air décidé : j'irai ! » Elle se met donc en route avec assurance.

Poussée par le désir de *voir Dieu,* Thérèse d'Avila, elle aussi, avait pris la route, au péril d'être tuée par les Turcs. Elle avait même entraîné son petit frère Rodrigo dans sa fugue ! Les saints ont parfois de ces audaces qui nous déconcertent... Sûrement qu'Élisabeth ne savait rien de la grande Thérèse d'Avila mais elle avait au cœur la même détermination et le même courage.

Elle emprunte d'abord le rang des Grands Étangs qui mène au village. Mais malheur ! À peine quelques mètres franchis qu'un empêchement de taille se dresse sur sa route. Voilà qu'un paysan s'arrête et lui demande où elle va de si bon matin. Un petit drame se joue alors dans son cerveau bouillonnant, car le gêneur est là avec son cheval et sa voiture. Il faut décider et vite ! Il faut surtout ne rien laisser paraître et garder son calme. Élisabeth se tait et fait preuve d'un sang-froid surprenant. Elle a, à n'en point douter, plus d'un tour dans son sac. On le voit par sa manière de répondre du tac au tac aux questions curieuses de ce dérangeur. « Je vais chez mon oncle Narcisse, lui dit-elle d'un ton assuré. Vous le savez, il habite à deux pas de l'église. C'est d'ailleurs là que mon frère Octave va demeurer pendant qu'il *marche au catéchisme.* »

Satisfait par cette dérobade, le paysan fait monter la gamine dans sa voiture et la dépose ensuite chez son oncle. Il n'a pas le temps de se rendre compte de l'étonnement de l'oncle Narcisse, surpris par une visite si matinale. Mais l'oncle Narcisse est bon et compréhensif. Il se laisse vite convaincre par le don de persuasion de cette charmante nièce, si enjoleuse pour son âge. Puis, légère comme un écureuil, Élisabeth va ensuite rejoindre le groupe des futurs communiants à la sacristie. Là, elle tâche de se cacher le mieux possible au milieu des grands. Voilà tout de même un grand pas de fait !

À l'heure de la récréation, la pieuse fugueuse file tout droit du côté de l'église et fait son chemin de croix. Ensuite, elle s'agenouille à la balustrade et, face au tabernacle, elle demande avec instance à Jésus, particulièrement à Celui qui se débrouille si bien au milieu des Docteurs de la loi, d'écouter sa prière : lui permettre de s'unir à Lui dans l'Eucharistie. Réussira-t-elle cette fois à enjoler aussi le Seigneur ? Puis, elle revient à la sacristie où l'attend le bon curé Joseph Beauregard qui a vite fait de repérer la petite espiègle. Toute timide, elle répond avec tant d'ardeur aux questions subtiles qu'il lui pose, que le bon ecclésiastique en reste tout étonné. La maturité religieuse de cette enfant ne fait pas de doute. Complètement subjugué par son charme et la concision de ses réponses qui vont au-delà du simple mot à mot, il se surprend à se dire en lui-même : « C'est l'Esprit-Saint qui agit en elle ! » Bon gré, mal gré, il se voit contraint d'approuver la petite dans sa démarche audacieuse. « Reste tranquille, mon enfant, lui dit-il. Dimanche prochain, je parlerai à ton père, après la messe. »

Élisabeth use ici de cette prudence surnaturelle, la même astuce qui faisait dire à sainte Thérèse de Lisieux : « Mes protecteurs du ciel, sont ceux qui l'ont volé, comme les Saints Innocents et le bon larron. Les grands saints l'ont gagné par leurs œuvres. Moi, je veux imiter les voleurs, je veux l'avoir par ruse... L'Esprit-Saint m'encourage puisqu'il dit : Ô tout petits venez ! Apprenez de moi la finesse ! »

Le dimanche suivant, après la messe, le père d'Élisabeth, bien conscient de cette ruse surnaturelle de sa fille, tâche de l'excuser un peu auprès du curé. Il trouve plus habile de prendre les devants : « Ah ! la petite ratoureuse, elle s'est sauvée pour marcher au catéchisme avec les autres, » entame-t-il un peu nerveux. Le bon abbé ne lui laisse pas le temps de continuer. Il a tout compris. « Laissez-la venir au catéchisme, monsieur Bergeron, coupe-t-il. Je crois que ce serait aller contre les desseins de Dieu de l'empêcher de faire sa première communion ! »

Le sort en est jeté. Grâce à sa débrouillardise surnaturelle, Élisabeth fera sa première communion. Une fois la cérémonie terminée, quand elle voit sa sœur cadette Clarisse venir à sa rencontre, la blanche communiante s'empresse d'envelopper sa jeune sœur dans les plis de son voile blanc et lui dit tout bas à l'oreille : « Je t'apporte Jésus. »

Nous avons là toute la future Mère Fondatrice qui, pendant sa longue carrière, ne fera qu'apporter Jésus au cours de ses rencontres, avec son sourire enveloppant.

La vie reprend son cours normal à la ferme des Bergeron. De plus en plus, Élisabeth aide sa mère dans les travaux quotidiens de la maison car la famille compte maintenant plusieurs nouveaux membres : une sœur, Clarisse, née en 1853 ; un autre frère, Amédée, né en 1857 ; Marie-Olivine, née en 1859; Nectaire, dit Frank, né en 1860; Antoine-Ephrem, né en 1862 et Louis-Joseph Hilaire, né en 1864.

Élisabeth s'initie aux multiples tâches d'une mère de famille nombreuse et s'occupe des plus jeunes, comme on le voit encore chez les jeunes filles en Amérique latine, en Afrique ou en Asie d'aujourd'hui. À l'époque, les adolescentes de son âge mûrissaient plus vite car elles prenaient des responsabilités qui incombaient normalement aux adultes. Il n'était pas rare de voir des filles de seize ans, même de quinze ans, convoler en justes noces. Ma mère s'est mariée à seize ans, en 1908, au début du siècle. Elle devait avoir ses dix-sept ans deux mois après son mariage. Ça devait ressembler passablement à l'époque d'Élisabeth. Les changements étaient alors beaucoup moins rapides qu'en nos temps modernes où, avec les progrès ultra rapides de la technologie, on parle d'accélération de l'histoire pas toujours dans le sens de la maturité de l'être humain.

Élisabeth sait maintenant coudre, tricoter, faire à manger, en un mot, tenir maison. Ainsi grandit-elle en sagesse et en âge dans une famille unie où règne la paix, l'entraide et la bonne entente. La famille est la rampe d'envoi pour la vie. C'est là qu'on fait les réserves qui serviront pour le voyage de l'existence. De sa mère, femme forte et éducatrice-née, comme de son père, travailleur acharné et profond chrétien, Élisabeth apprend le sens du travail mené à bien, le respect des autres, la droiture ou rectitude de la pensée, la vertu de piété, le sens de la justice et l'ouverture aux autres. Pas question de crise d'adolescence perturbée chez elle. Elle est trop occupée pour se replier sur elle-même.

Elle vaque avec facilité à tous les travaux ménagers. Sa mère peut s'absenter de temps en temps pour ses courses. Elle peut compter totalement sur sa grande. Un jour, un quêteux se présente à la porte. Élisabeth a appris de ses parents que le Christ se cache sous l'habit des pauvres. Sans hésitation, elle l'accueille, le fait manger et va plus loin encore. Elle a remarqué que ses vêtements sont sales. Elle ose lui prêter les habits de son père pendant qu'elle lave son linge, le fait sécher et s'apprête à le lui remettre au moment où sa mère revient du village. « Madame, lui dit le mendiant en guise de salutation, vous avez une excellente enfant. Le Seigneur a sûrement des vues sur elle ! » Il ne pensait pas si bien dire, le pauvre !

Ça, la mère le savait. Pas de problèmes avec sa grande fille. Mais les deux plus grands commençaient à lui donner des maux de tête. Un soir que les enfants étaient tous couchés, elle entreprend un dialogue avec son mari, Théophile.

— Tu sais, Théophile, Jean-Baptiste, notre aîné a déjà dix-neuf ans, Joseph, en a dix-huit. Les deux parlent de s'établir sur une terre. Mon Dieu, que le temps passe vite, Théophile ! Qu'est-ce qu'on peut faire ? C'est déjà leur tour.

— Je leur ai bien donné un lot à chacun mais l'expérience a été un fiasco, tu le sais, reprend le mari. J'ai dû m'endetter pour ça. Qu'est-ce que je pouvais faire de plus ? Ces terres-là sont maintenant trop hypothéquées. En honnête homme que je suis, ça me fait souffrir.

— Qu'est-ce que tu comptes faire maintenant, Théophile ?

— Qu'est-ce que je compte faire ! Nous sommes acculés à la faillite, Basiliste.

— Qu'est-ce que tu veux-tu dire, questionne la mère de plus en plus intriguée ?

— Écoute-moi bien, Basiliste. Pour éviter la faillite, il faudrait racheter ces terres avant qu'il ne soit trop tard ?

— En homme réfléchi comme je te connais, tu as dû envisager toutes les solutions, continue la bonne épouse.

— Oui, Basiliste, j'y ai bien pensé. Il nous reste une seule planche de salut.

— Laquelle, Théophile ?

— C'est de nous expatrier aux États-Unis comme font tant de Canadiens français. Là-bas, les travaillants gagnent honorablement leur vie. Ils peuvent économiser beaucoup d'argent en relativement peu de temps. Regarde Narcisse, mon frère, il a réussi et il est revenu chez nous avec de belles économies. Maintenant, il vit à l'aise au village. Si on faisait comme lui, qu'est-ce que tu en penses ?

— Si tu crois que c'est ce qu'il y a de mieux à faire, il faut le faire, Théophile !

Ce soir-là, les Bergeron avaient avancé dans leurs réflexions. Petit à petit, l'expatriation finit par s'imposer à eux comme une nécessité : il fallait quitter *La Présentation* pour sauver les terres. Les Bergeron décident donc de partir au printemps 1865.

Élisabeth voit tout à coup basculer son avenir. Elle sait qu'en Nouvelle-Angleterre, elle ne trouvera pas un climat religieux propice comme chez elle à l'épanouissement de sa vie spirituelle. Dans son cœur, elle a déjà décidé de se consacrer à Dieu. Elle en parle à sa mère. «Je pourrais peut-être entrer au noviciat des filles de Mère d'Youville qui s'occupent des orphelins et des vieillards. Vous savez, j'ai décidé de donner ma vie au bon Dieu depuis toujours.»

Cette demande produit un choc chez la mère mais en bonne chrétienne, elle comprend sa fille. Elle la connaît bien. C'est pourquoi, elle ne tente pas de la dissuader. Son Élisabeth est une fille sérieuse qui sait ce qu'elle veut. Elle l'accompagne donc chez les Sœurs Grises. Toutefois, la supérieure générale des Sœurs Grises ne l'entend pas de la même manière. Avec perspicacité, elle toise Élisabeth du regard. Quand elle apprend que la fillette n'a que quatorze ans, elle lui conseille de suivre ses parents en Nouvelle-Angleterre. La porte n'est cependant pas complètement fermée, lui dit-elle en guise de consolation : «Nous ne pouvons vous admettre avant l'âge de quinze ans. Si Dieu vous veut ici, il saura bien vous y ramener. »

Élisabeth commence à prendre conscience des exigences de la volonté de Dieu, qui bouscule parfois vos plans et vous dirige par des voies différentes de celles des humains à courte vue. De bon cœur, elle accepte le verdict de la religieuse et se dit prête à collaborer au plan de Dieu sur elle. « Qui sait, se dit-elle, si je ne pourrai pas adoucir l'exil difficile de mes parents ! Je les aiderai de mon mieux à vivre cet événement. »

Et elle tourne la page.

3

Dieu est partout... même en Nouvelle-Angleterre !

Les voyages, dans le temps, ne se faisaient pas dans les mêmes conditions qu'aujourd'hui. De Saint-Hyacinthe à Montréal en voiture, de Montréal à Portland au Maine par le Grand Tronc, ensuite de Portland à Brunswick sur l'Androscoggin Railroad. C'est tout un voyage pour une famille, avec des bagages ficelés et des enfants dont le dernier, Louis-Joseph Hilaire, marche à peine. Élisabeth est de toutes les corvées. Dieu merci, à Brunswick, une diligence les attend et les conduit aux fameux « tenement houses, » ces grandes bâtisses en brique de quatre à cinq étages, uniformes et sans âme où un appartement leur est réservé.

Quel contraste avec la campagne paisible de *La Présentation* et quel dépaysement ! Les enfants n'en reviennent pas. Ils n'ont pas assez d'yeux pour tout voir. Pour adoucir la nostalgie, chacun essaie de voir le bon côté des choses. « Après tout, ce n'est pas si pire. Regardez cette belle allée d'ormes ! » dit l'un. « Vous avez vu ces corbeilles de fleurs et ces touffes de lilas qui sentent si bon ! » ajoute un autre. « Comme les gens s'habillent drôlement ! » fait remarquer Clarisse. « L'étoffe du pays, c'est pour des paysans. Eux, ils ne sont pas des paysans comme nous ! » rétorque Joseph.

Mais ce qui surprend surtout, c'est cette langue rocailleuse qu'ils ne comprennent pas ! Il faudra bien s'y habituer. « Après tout, ils sont chez eux, eux autres. Ce sont des Américains ! On est des étrangers pour eux. On vient d'un autre pays ! Mais le bon Dieu doit être ici comme ailleurs. Le petit catéchisme le dit : Où est Dieu ? — Dieu est partout ! »

L'étonnement ne dure pas longtemps. Les Bergeron ne sont pas venus en touristes. Le lendemain, l'usine les attend. L'usine ! Oui, l'usine, cette filature de coton où les métiers fonctionnent de six heures du matin à six heures du soir, sauf une halte d'une heure pour le lunch.

Malgré son jeune âge, Élisabeth est embauchée comme ses frères. Le travail qu'on leur assigne est pénible. Il faut se tenir debout et surveiller trois ou quatre métiers à la fois. L'atmosphère surchauffée étouffe et l'air imprégné de cette poussière de coton ravage les poumons. Par surcroît, le bruit constant des machines vous étourdit par son infernale régularité ! Sans compter les exigences des patrons qui réclament, deux ou trois jours par semaine, trois heures supplémentaires qu'il faut accepter sinon c'est le risque ou plutôt la certitude d'être congédié.

Pas de choix pour le pauvre petit Canadien français exilé pour gagner de l'argent. Le film *Les tisserands du pouvoir*, récemment porté à l'écran, nous donne une idée de ce qu'ont dû endurer les nôtres, obligés de s'exiler pour survivre. Ils me font penser aux Mexicains franchissant les frontières de leur pays, souvent au péril de leur vie. L'histoire se répète. Comme les Canadiens français du temps, ils n'ont d'ailleurs pas d'autre choix et qu'une chose à faire : se taire ! La raison du plus fort reste toujours la meilleure. Après tout, l'esclavage fait partie du paysage aux États-Unis, non ?

Qu'est-ce qu'il ne faut pas faire pour gagner 1,00 $ par jour ! Les Bergeron l'apprennent à leurs dépens. Ils s'encouragent du mieux qu'ils peuvent en serrant leur bas de laine. « Tout de même, se disent-ils, si la famille peut arriver à économiser 120,00 $ par mois, on finira par voir la lumière au bout du tunnel ! »

Même pas la consolation de leur religion ! Pas d'église catholique à Brunswick. En revanche, les sectes pullulent et ont toutes pignon sur rue. Un prêtre catholique résidant à Bath, une localité avoisinante, vient deux fois par mois entendre les confessions et célébrer la messe dans une des maisons privées des Canadiens français en exil. Quand arrive le tour des Bergeron, on s'imagine avec quelle joie Élisabeth se prête à préparer la table qui servira d'autel et recevra l'Eucharistie. Les assistants remarquent son attitude recueillie. Les Bergeron nourrissent ainsi leur foi et se disent qu'en définitive, Dieu est partout et qu'il n'abandonne pas ceux qui se confient en lui. Ils vivent à Brunswick en honnêtes citoyens et bons travailleurs mais leur cœur est ailleurs. Une *lettre* ancienne, adressée *à Diognète,* exprime l'état d'esprit des premiers chrétiens et rejoint parfaitement celui des Bergeron, fervents chrétiens : « toute terre étrangère leur est une patrie et toute patrie leur est une terre étrangère. »

Des circonstances pénibles vont, une fois encore, faire sentir aux Bergeron l'âpreté de leur situation d'immigrants. En 1866, le feu ravage de fond en comble la filature de coton où ils travaillent. Mais Dieu veille sur eux. Alors que les ouvriers réduits au chômage discutent de leur avenir, un riche industriel de Salem, Massachusetts, se présente et embauche sur-le-champ cette main d'œuvre commode, réputée pour son endurance et son élan au travail. Il leur promet même des conditions de travail meilleures. Les Bergeron acceptent de relever le défi. Ils quittent donc, à peine cinq ou six mois après leur arrivée, la ville de Brunswick pour Salem, une ville qui compte environ 28,000 habitants.

Salem est en pleine expansion économique et a grandement besoin de travailleurs comme ces bons Canadiens français connus pour leur cœur à l'ouvrage. Élisabeth reprend le même boulot. Elle se donne avec tant d'application que les contremaîtres l'admirent et la citent en exemple. Plongée dans un monde d'adultes, elle se tient surtout avec les jeunes de son âge qu'elle côtoie tous les jours et avec qui elle tisse des liens d'amitié. Avec perspicacité, elle se rend compte très vite qu'ils sont complètement ignorants des rudiments de la religion. Il y en a de dix-sept, dix-huit ans qui n'ont même pas fait leur première communion. Encore une fois, son initiative surnaturelle la pousse. Elle parle de cette lacune à son père avec tant de fougue et d'élan qu'elle obtient son consentement pour un projet qu'elle veut mettre sur pied. Elle demande seulement une pièce de la maison où elle pourra rassembler ces jeunes et leur montrer le catéchisme. Le père acquiesce, bien entendu. La voilà devenue agente de pastorale avant la lettre ou catéchète d'adolescents. Elle se montre en cela devancière de l'apostolat auprès des immigrants. Quelques années plus tard, en 1888, le pape Léon XIII chargera la future sainte Françoise Cabrini du même apostolat auprès des immigrants italiens exilés aux États-Unis.

C'est sans doute en ces moments que se profile le charisme particulier d'éducatrice de la foi d'Élisabeth. Il faut s'imaginer qu'après de longues heures de travail, ce n'était pas de tout repos pour elle. Elle commence tout enthousiaste mais soudain, un doute l'envahit. «Ai-je le droit, pense-t-elle, de faire une chose pareille?» Son sens de l'Église la pousse alors à consulter un curé francophone d'une paroisse environnante. Loin de la gronder, le prêtre la félicite de son initiative. Il va jusqu'à s'offrir pour faire passer un examen à ses futurs communiants. Et, il les trouve si bien préparés que trois semaines plus tard, la jeune catéchète a la joie d'accompagner ses communiants à l'autel. Élisabeth fait déjà preuve du «génie féminin dans les choses de Dieu et des hommes,» ce charisme particulier dont parlait Jean-Paul II à la béatification de Maria Karlowska, lors de son voyage en Pologne, sa terre natale, en juin 1997.

Il va sans dire que le curé de la paroisse se montre intéressé à connaître cette zélée jeune fille. Il la convoque au presbytère où Élisabeth s'empresse de le rencontrer. Elle est toute heureuse de constater que le pasteur de qui elle relève s'exprime plutôt correctement en français. Pour ce bon curé américain, *tout ouvrier mérite son salaire.* Il lui apparaît donc logique de récompenser la jeune catéchète pour son dévouement auprès de ses ouailles. Avec grande dignité, Élisabeth refuse. «J'ai agi, dit-elle, dans l'unique désir d'aider ces jeunes. Ma récompense est de les voir communier.»

La curiosité du bon ecclésiastique est alors piquée au vif. Il veut en savoir davantage sur cette jeune fille exceptionnelle. Il s'informe alors de ses sorties. Élisabeth riposte qu'elle n'a pas le temps pour ces futilités. «Mes temps libres? Je les consacre, répond-elle, à aider ma mère à la maison. Vous savez, le travail ne manque pas chez nous. Il y a beaucoup d'enfants. Comme dans toute bonne famille de Canadiens français. Les enfants nous tiennent sans cesse occupées, ma mère et moi. En plus, une autre petite sœur, Marie, est venue s'ajouter à la famille le 27 novembre 1868. »

Décidément, cette fille est bien étrange pense le curé. « Et les petits amis, poursuit-il ? » Cette fois, son interlocutrice le désarme totalement. «Je n'ai pas de petits amis, monsieur le curé. Je veux me faire religieuse. »

Pas besoin d'en savoir davantage. Cette fois, il a tout compris. Le bon curé rétorque de façon prophétique : « Soyez fidèle, ma fille. Le ciel se servira de vous pour lui amener beaucoup d'âmes ! »

Élisabeth quitte le presbytère, légère comme un oiseau. Elle ne sait toujours pas ce que Dieu veut d'elle mais dans son for intérieur, elle se dit : «Je veux bien vous amener beaucoup d'âmes, mon Dieu. Me voici, Seigneur pour faire votre volonté. Mais d'abord, montrez-la moi cette volonté pour que je la fasse ! »

Elle est loin de se douter qu'elle devra cheminer encore longtemps par des chemins bien tortueux avant de connaître de façon définitive cette volonté de Dieu sur elle.

Pour l'instant, elle suit la famille qui décide de revenir à *La Présentation* au printemps 1870. Cinq ans d'absence, de durs travaux, de sacrifices pour se constituer un petit capital. Les Bergeron ont hâte de respirer l'air pur de la campagne, le calme, loin du bruit étourdissant de l'usine; de retrouver la verdure, leur terre et leurs bonnes habitudes, la maison et l'église paroissiale!

Élisabeth est maintenant une femme de dix-neuf ans. Elle est en âge de se marier. Cependant, il y a quelques mois, elle vient de refuser les avances d'un riche prétendant. Dans son cœur, elle a choisi: Jésus seul est capable de combler les aspirations les plus profondes du cœur humain. «Vous nous avez faits pour Vous et notre cœur est inquiet jusqu'à ce qu'il se repose en Vous» disait l'angoissé et passionné Augustin. Élisabeth, elle, n'est pas inquiète. Son cœur est au repos mais elle se demande où Dieu veut bien l'amener...

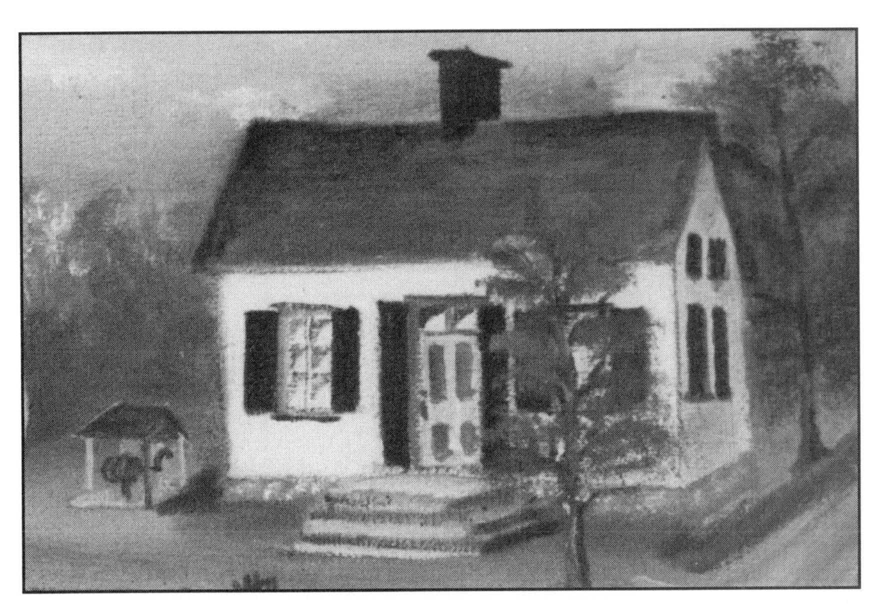

À leur retour des États-Unis, maison des Bergeron,
au Grand-Rang de La Présentation.

4

« Une place marquée... ailleurs ! »

Un témoin raconte que depuis son retour au pays, elle s'est fait un petit oratoire dans sa chambre, avec un crucifix, les statues de Joseph et de Marie, ses trois principales dévotions. Elle y passe de longs moments, quand elle n'a pas à aider sa mère aux travaux domestiques. C'est pour elle une grande joie d'asssister aux offices paroissiaux, messes, vêpres, quarante-heures, premiers vendredis du mois, retraites paroissiales, bénédictions du Très Saint-Sacrement. À l'exemple de ses très pieux parents, elle participe pleinement à la vie spirituelle de sa paroisse. Elle ne quitte pas *l'Évangile*, lit fréquemment *l'Imitation de Jésus-Christ* et *la Vie des Saints.*

Une vie d'intimité avec Dieu seul lui semble de plus en plus la seule voie où Dieu l'attend dans le silence d'un cloître. Les Adoratrices du Précieux-Sang fondées par la grande contemplative Catherine-Aurélie Caouette, à Saint-Hyacinthe, lui apparaît naturellement l'endroit tout désigné. Elle est admise sans problème le 16 mars 1871. Avec grande ferveur, elle commence son postulat. Son chemin semble maintenant tracé. Elle écoute et met immédiatement en pratique les conseils de Catherine-Aurélie Caouette sur la contemplation et acquiert l'habitude de vivre constamment en présence de Dieu dans le recueillement. Elle passe de longues heures devant le tabernacle. Bref, cette candidate semble avoir toutes les aptitudes requises pour faire une véritable Adoratrice du Précieux-Sang.

Mais le 1er juillet, en la fête patronale de la communauté, Mère Catherine-Aurélie Caouette, convaincue que la fervente postulante n'a pas la santé requise pour une vie aussi austère, l'appelle à son bureau et lui dit : « Ma chère enfant, le bon Dieu a choisi ce jour pour vous présenter une croix. Êtes-vous prête à la porter ? » Élisabeth bredouille un « Pourvu que... » Sans lui donner le temps de s'ajuster à cette épreuve, la supérieure lui annonce tout de go : « Votre place n'est pas ici. *Dieu l'a marquée ailleurs*. Priez beaucoup afin de la connaître. »

On peut s'imaginer le désarroi de la pauvre Élisabeth qui essuie pour une seconde fois un refus de la part d'une communauté religieuse. À regret, elle quitte l'habit des moniales, reprend son costume séculier et retourne au Grand Rang de La Présentation, brisée au plus intime d'elle-même.

Peu de jours après, deux Sœurs de Miséricorde, en quête de recrues, passent à la maison des Bergeron. La mère leur explique l'abattement de sa pauvre fille.« Pourquoi ne pas essayer chez nous ? dit l'une des religieuses. Le charisme de miséricorde et de tendresse pour les pauvres femmes abandonnées vous a sans doute été donné pour continuer l'œuvre de notre bonne Mère Rosalie ! » Élisabeth se laisse convaincre. Malgré toute sa bonne volonté, un essai d'une semaine lui indique clairement qu'elle n'est pas appelée à ce genre de vie. Elle retourne de nouveau chez elle, encore plus humiliée et déroutée que jamais.

Cette fois, monsieur Bergeron ne retient pas son humeur : « C'est assez, dit-il, tes échecs prouvent que ta place est dans le monde. Contente-toi donc de vivre en bonne chrétienne ! » C'est pourtant toujours ce qu'elle a fait, vivre en bonne chrétienne, monsieur Bergeron le sait bien. Il est déboussolé lui-même et se demande pourquoi le bon Dieu ne veut pas d'une bonne fille comme son Élisabeth. Il la voit encore rassembler les enfants du voisinage pour les préparer à leur première communion, comme elle faisait aux États-Unis. « On dirait, celle-là, qu'elle est heureuse seulement quand elle parle du bon Dieu ! Malgré son peu d'instruction, elle le fait avec tant de profondeur ! Ça lui vient tout seul et si facilement ! » Cela lui crève le cœur de la voir refusée partout. Une si bonne fille ! Car il la connaît son Élisabeth.

Entre temps, le père décide de prendre sa retraite. À chacun de ses trois fils aînés, il cède un lot en propriété, alors que lui choisit de s'établir à Saint-Hyacinthe où, quelque temps auparavant, il vient de s'acheter un terrain, face au Séminaire.

C'est là que la volonté de Dieu va rejoindre notre Élisabeth alors en pleine force de l'âge. Elle a maintenant vingt-quatre ans.

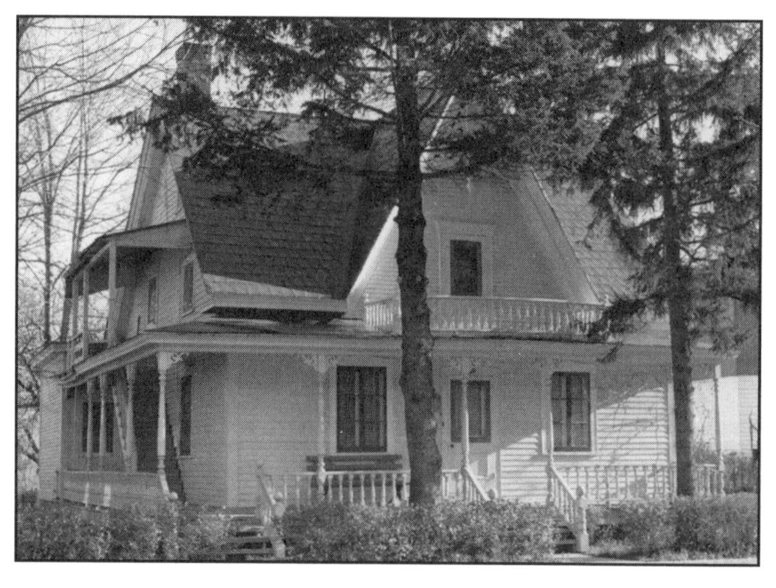

Maison des Bergeron, 905 est rue Girouard, à Saint-Hyacinthe

5

L'audace des « deux folles »

Le 29 septembre 1875, nous retrouvons les Bergeron installés en plein cœur de la ville de Saint-Hyacinthe dans leur nouvelle demeure, au 905 est rue Girouard, tout près du Séminaire. C'est une belle maison avec pignon décoratif, toit en pente, balcon avec balustrade au deuxième étage et une longue galerie ornée de poteaux de bois sculptés. À l'ouest, on peut voir le Séminaire et le couvent des Présentines, qui se profilent dans un magnifique paysage.

On peut dire qu'Élisabeth quitte la beauté de la campagne pour un décor tout aussi réjouissant. Mais ce n'est pas ce qui l'intéresse. Elle pense toujours à se faire religieuse. C'est devenu un désir lancinant et tenace en elle. L'église n'est qu'à quelques pas de chez elle, à peine cinq minutes de marche. Aussi, Élisabeth ne se prive pas pour faire ses dévotions. Elle entend jusqu'à deux ou trois messes par jour. Le père trouve cette piété plutôt exagérée, surtout l'automne. Il craint particulièrement les temps humides, dangereux pour la santé de sa fille, fragile des poumons. Un jour de giboulée, Élisabeth pressée par son désir intense de recevoir la communion, se rend à l'église malgré le mauvais temps. À son retour — je reprends ici le témoignage de sa sœur Clarisse —, son père est là, en colère, sur le seuil de la porte. L'imprudente sera trempée jusqu'aux os. Il l'attend de pied ferme, quand, ô surprise, il se rend compte subitement, en voyant sa fille, que ses vêtements et ses souliers sont parfaitement secs. Sa stupeur fait aussitôt place à l'admiration éblouie et à l'acceptation sereine devant cette intervention surnaturelle. Il reprend son souffle et lui glisse avec douceur à l'oreille en retenant ses sanglots : « Élisabeth, ma fille, tu iras à la messe tant que tu voudras. Le bon Dieu fait des miracles pour toi ! »

Si le père ne fait plus obstacle à son désir de recevoir la communion, Élisabeth n'en est pas pour autant dégagée de tout ennui. Chaque matin, un gros chien noir aboie sur son passage et la terrifie. Pétrifiée par la peur, elle demande alors à sa mère de l'accompagner car le chien n'apparaît pas lorsque la mère tient compagnie à sa fille.

Mais madame Bergeron a autre chose à faire, particulièrement au moment des messes du matin. Élisabeth le comprend. Elle n'insiste pas et décide donc d'abandonner ses dévotions et de rester à la maison.

Le diable est rusé. On sait comment il est intervenu dans la vie du curé d'Ars et dans celle de Catherine de Saint-Augustin, pour ne donner que deux exemples. L'âme des saints a toujours dérangé le démon. Il en fait son théâtre privilégié et tente d'occuper la scène. Il use parfois de tout son pouvoir pour tenter de soustraire les âmes les plus belles à l'amour de Dieu. En l'occurence, il sait pertinemment que, privée de l'Eucharistie, Élisabeth ne pourra sans doute pas traverser le tunnel où elle est plongée, qu'elle n'aura sûrement pas la force nécessaire pour supporter son épreuve ? Qui sait si elle n'abandonnera pas cette idée de se faire religieuse...

Il a failli réussir autrefois avec Job, assailli de tous côtés. Encore une fois, son piège est déjoué. Dieu met sur la route d'Élisabeth un homme de Dieu, Mgr Joseph-Sabin Raymond qui devine la ruse du diable et vient à la rescousse de la pauvre Élisabeth. L'ecclésiastique apprend les motifs qui retiennent la pieuse jeune fille à la maison et la cause de ses absences à l'église. L'histoire ne dit pas ce qu'il fit mais comme « ce genre de démon ne se chasse que par le jeûne et la prière » (Mc IX, 28), on peut imaginer qu'il fit violence au Ciel par quelque sacrifice personnel ou des prières spéciales puisque quelques jours plus tard, il fait avertir Élisabeth qu'elle n'a plus à craindre : son ennemi ne se présentera plus. Élisabeth reprend alors le chemin de l'église et, effectivement, le chien noir ne vient plus la terroriser. Délicatesse de la part de cet homme de Dieu ? Sûrement. En tout cas, preuve certaine que la jeune fille est alors connue pour sa piété remarquable.

C'était la coutume à l'époque de consulter les prêtres en direction spirituelle. Tiraillée intérieurement, il est tout à fait normal de voir Élisabeth ouvrir toute son âme à l'abbé François-Xavier Burque, professeur au Séminaire de Saint-Hyacinthe, afin de comprendre ce qui se passe en elle. Très vite, l'abbé Burque établit un parallèle entre Catherine de Sienne et sa dirigée. Il l'oriente naturellement vers le Tiers-Ordre de Saint-Dominique. Élisabeth se rappelle son passage au monastère des Adoratrices du Précieux-Sang et comment Mère Catherie-Aurélie Caouette tenait à agréger ses filles au Tiers-Ordre avant leur profession. Elle accepte donc de bon cœur la proposition de l'abbé Burque et, le 17 décembre 1876, sous la tutelle du Père Hyacinthe-Marie Vigeannel, elle est admise comme tertiaire dans le Tiers-Ordre de saint Dominique. Homme éclairé et perspicace, il lui permet de faire vœu de virginité.

Même si elle s'efforce de suivre à la lettre les règlements du Tiers-Ordre, le désir de se faire religieuse devient de plus en plus véhément chez Élisabeth. Aussi, peu de temps après, avec l'appui de son directeur, elle tente une autre démarche, cette fois, auprès des religieuses de la Présentation de Marie. Elle essuie encore un refus. Cette fois, ce n'est pas sa fragile santé qui est mise en question, mais son manque d'instruction. Élisabeth le reconnaît : « Je ne suis qu'une ignorante ! » avoue-t-elle en toute humilité. Cependant, dans son cœur, elle ne garde aucune amertume à l'endroit des religieuses qui ne peuvent l'accepter.

Néanmoins, elle se sent broyée par cette volonté de Dieu indéchiffrable, et la joie qui rayonne si naturellement sur son visage s'estompe un moment. Le père, perspicace, en a vite deviné la cause. « C'est assez de ces tentatives d'entrée chez les Sœurs, tu m'entends ? lui dit-il d'un ton autoritaire. C'est de l'entêtement de ta part. Reste dans le monde. Tu pourras te sauver aussi bien que dans un couvent ! » conclut-il en grommelant.

Cette fois, Théophile pense l'affaire réglée pour de bon. Dans sa logique, il voit sa fille évoluer dans le monde avec élégance et pourquoi pas, avec un peu de coquetterie. Finies toutes ces folies ! De mèche avec sa femme — il faut bien l'imaginer —, il lui achète la plus jolie robe de satin bleu et un grand chapeau orné de fleurs. Le dimanche suivant, fier comme un paon, il regarde Élisabeth entrer à l'église dans ses nouveaux atours. Celle-ci, toute timide, se sent bien mal à l'aise dans cette tenue qu'elle porte uniquement pour ne pas faire de peine à ses parents. La seule beauté qu'elle désire, c'est celle qui plait à Jésus. Nous sommes au printemps. Le temps de l'Ascension. Nul doute qu'elle médite dans son cœur l'hymne de la fête qu'on chantait à l'époque : « Ô Jésus, notre Rédempteur, amour qui comble nos désirs, sois notre joie, toi qui seras notre bonheur ! » Oui, Jésus est le seul qui lui donne la joie au cœur et qui comble ses attentes les plus secrètes. Elle prend alors une ferme décision. Une fois revenue à la maison, elle monte à sa chambre et remise soigneusement la robe de satin dans les armoires et remplace les jolies fleurs du chapeau par un simple ruban. Elle ne la remettra plus, la belle robe de satin bleu. C'est à Jésus seul qu'elle veut plaire. La mère, étonnée par cette façon d'agir, détecte tout le côté surnaturel de cette attitude de détachement. Elle croit bon d'intervenir auprès de son mari courroucé : « Cesse donc de contrarier cette pauvre enfant. Tu vois bien que c'est Dieu qui la dirige. Si nous mettons des obstacles à ses desseins, nous serons punis. Laisse-la donc tranquille. Qu'elle fasse comme bon lui semblera. Tu te rends compte ? Quelle fille ordinaire refuserait pareil cadeau ? Dis-moi, quelle fille de son âge n'est pas sensible à la beauté et à la coquetterie ? À moins qu'une Beauté plus grande n'ait séduit son cœur... Si c'était le cas pour notre Élisabeth ! Qui pourrait alors empêcher Dieu de réaliser ses desseins sur elle ? »

Libre du côté de ses parents, Élisabeth continue à prier intensément pour demander des lumières sur son avenir. Un jour, une illumination l'envahit. Saint Dominique voudrait-il une communauté de religieuses Dominicaines contemplatives à Saint-Hyacinthe ? Longtemps, elle hésite et tente de repousser cette idée qui la hante. Finalement, elle en parle au Père Vigeannel qui, non seulement l'approuve mais plus encore, pousse Élisabeth à consulter l'évêque.

La démarche est audacieuse et demande beaucoup de courage. Voir l'évêque, à l'époque, relevait du protocole le plus compliqué. C'était quelque chose ! Mais on dit tant de bien de Monseigneur Louis-Zéphirin Moreau, l'évêque de Saint-Hyacinthe que tout le monde appelle « le bon Monseigneur Moreau. » Peut-être qu'elle a des chances d'être écoutée... Élisabeth marche donc sur son cœur et demande un rendez-vous qui lui est accordé. Elle réussit à convaincre mademoiselle Éléonore Vertefeuille, une fille sérieuse de quarante-cinq ans, de l'accompagner dans sa démarche.

L'entrevue est brève et sèche. À peine l'évêque réussit-il à réprimer son sourire. Néanmoins, il écoute Élisabeth raconter ses vaines tentatives d'entrée en communauté et son vif désir de se donner à Dieu. Mais il ferme définitivement la porte à tout projet de contemplatives. Sa réponse est on ne peut plus claire : Saint-Hyacinthe a déjà une communauté de contemplatives. Il ne saurait être question d'en fonder une deuxième. « Si vous voulez entrer chez des contemplatives, vous n'avez qu'à retourner chez les Adoratrices du Précieux-Sang ! Peut-être réussirez-vous cette fois », ajoute-t-il d'un air complaisant. Et, après les avoir bénies, sans plus tarder, il les congédie froidement.

Cette fois, Élisabeth a compris. C'en est assez de toutes ces démarches inutiles, se dit-elle. Son père a sûrement raison. Je vais rester dans le monde en gardant la virginité comme Catherine de Sienne. Dieu a parlé par la voix de Monseigneur Moreau. Elle informe aussitôt le Père Vigeannel de l'échec de sa démarche. Au lieu de la comprendre, celui-ci la pousse dans ses retranchements ultimes. « Le Ciel a des desseins sur vous, lui dit-il. Vous ne pouvez vous y soustraire sans compromettre gravement votre salut. Retournez de nouveau chez l'évêque et exposez-lui une autre fois votre projet d'une fondation de Dominicaines contemplatives. »

L'image de Monseigneur Moreau revient immédiatement à la mémoire d'Élisabeth en même temps que ses paroles percutantes : « Il existe déjà une communauté de contemplatives à Saint-Hyacinthe. C'est assez ! » Il faut beaucoup d'humilité et de cran pour obtempérer à une directive aussi drastique que celle de son confesseur, surtout après avoir esssuyé un refus aussi catégorique de la part de l'évêque ! Néanmoins, cet ordre vient de son directeur spirituel, le représentant de Dieu. Élisabeth a l'humilité de cœur d'un enfant et l'esprit de décision des fonceurs. Elle sollicite une seconde audience auprès de Monseigneur Moreau. De mauvais gré, mademoiselle Vertefeuille accepte de l'accompagner encore, uniquement par sympathie pour elle, car elle a gardé un bien mauvais souvenir de la première rencontre.

Quand il les voit venir, le prélat ne peut retenir un certain mécontentement : « Voilà encore mes deux folles, se dit-il un peu impatienté ! » Espérons qu'il le disait en pensant aux paroles de saint Paul aux Corinthiens : « Ce qui est fou dans le monde, Dieu l'a choisi pour faire honte à ce qui est fort et ce qui est dans le monde sans naissance et ce que l'on méprise, c'est ce que Dieu a choisi. » (1 Co 1, 28). Après tout, Monseigneur Moreau, aujourd'hui proclamé Bienheureux par l'Église, avait sûrement l'intuition surnaturelle qui fait détecter les voies de Dieu.

Mais il ne fallait pas s'attendre à un revirement complet de sa part. Il répète à ses deux solliciteuses qu'une communauté de contemplatives suffit pour Saint-Hyacinthe. Il y a cependant un changement d'atmosphère et de ton. Élisabeth plaide sa cause avec tellement de conviction que Monseigneur Moreau ne peut s'empêcher d'être ému par tant de solidité dans les arguments et tant de fermeté dans la décision. Il se voit en train de penser, presque malgré lui : « Cette femme est mue par l'Esprit Saint. » Cette fois, le prélat l'écoute paternellement. Élisabeth le sent : tout n'est pas perdu définitivement. L'indifférence apparente semble mal cacher un certain intérêt. L'entrevue se termine sur une recommandation plutôt optimiste : « Priez bien ! »

Et les «deux folles» quittent l'évêché, contentes malgré tout et rassérénées. Sans le savoir, Élisabeth vient de faire fleurir, dans le cœur de son évêque, un rêve qu'il caresse depuis son élévation à l'épiscopat en 1875. La prière va faire éclore la chrysalide silencieuse en papillon vermeil aux ailes brillantes.

6

« Pour être la pierre d'assise... »

Confiante et sereine, Élisabeth suit le conseil de son évêque. Il lui a demandé de prier, elle prie. Avec une ferveur plus grande que jamais. Elle remet tout entre les mains de Dieu. Les humains ont beau s'agiter, c'est Dieu qui mène le monde. Calme et paisible, elle sent que son avenir se dessine et que Dieu lui prépare quelque chose qu'elle n'ose imaginer encore. N'est-il pas capable « selon la puissance qui agit en nous de faire infiniment au-delà de tout ce que nous demandons ou concevons ? » (Éph 3, 20).

Juillet arrive. Les Sœurs des différentes communautés religieuses reviennent à leur Maison mère respective pour la retraite annuelle et les professions temporaires ou perpétuelles. Pour remplir les devoirs de sa charge apostolique,

Monseigneur Moreau se rend pour un examen canonique chez les Sœurs de la Présentation de Marie et, par la même occasion, il fait demander Élisabeth qui accourt avec grande promptitude. Il la fait asseoir et entre immédiatement dans le cœur du sujet. « À quoi avez-vous pensé depuis notre dernière rencontre ? » lui demande-t-il paternellement. Élisabeth répond sans ambages : « À prier et à m'abandonner au bon plaisir divin. »

C'est exactement la réponse que le prélat attendait et qui le confirme dans son dessein. « Ma fille, reprend-il aussitôt, je veux me servir de vous, non pas pour fonder une communauté de contemplatives, mais pour être *la pierre d'assise* d'une communauté de religieuses enseignantes. Êtes-vous prête ? »

Abasourdie par cette question, Élisabeth se demande si elle rêve éveillée. Son évêque lui demande, à elle qui sait à peine écrire, de fonder une communauté d'enseignantes... Elle le fait remarquer à l'évêque qui riposte — car il avait prévu l'objection — « Notre Seigneur a établi son Église avec des ignorants et voyez comment elle s'étend dans le monde. Plus l'instrument dont il se sert est faible, plus grande est la gloire qu'il en retire. Réfléchissez sur ce que je vous demande et revenez me donner votre réponse. »

Élisabeth lève les yeux et voit l'emblème de l'évêque, sur le mur, avec sa devise : « Je puis tout en Celui qui me fortifie. » Elle comprend : avec la force de Dieu, tout est possible. Elle serait bien prête à donner son accord tout de suite. Pour elle, l'évêque est indiscutablement l'interprète des volontés divines. Elle ne se reproche pas sa question bien normale et ne peut s'empêcher de penser à Marie questionnant l'ange au jour de l'Annonciation. Elle scrute son attitude, comprend sa question prudente, écoute à son tour l'assertion de l'archange «car à Dieu rien n'est impossible.» Marie vient de lui indiquer la réponse. Élisabeth saisit par la foi cette sagesse sublime dont parle saint Colomban : «Si tu cherches l'ineffable par des raisonnements, il s'éloignera davantage de toi; si c'est par la foi, la sagesse se tiendra où elle demeure : à ta porte. En toute vérité, elle est atteinte dès l'instant où l'on croit à l'invisible, sans pour autant le comprendre. Puisque Dieu est invisible, nous devons croire en lui; et cependant Dieu peut être vu en quelque manière par le cœur pur.» (*Instructions spirituelles, Opera*, Dublin, 1957, 62)

Or, Élisabeth a justement ce cœur cristallin où la sagesse de Dieu se reflète comme en un pur miroir. C'est pourquoi il n'est pas surprenant de la voir revenir quelques jours plus tard avec cette réponse affirmative que l'évêque attendait. «Monseigneur, dit-elle, me voici. Si vous pensez que je puisse répondre à vos desseins malgré mon ignorance et mes inaptitudes, je suis à votre disposition.» Dans la voix de l'évêque, elle entend l'appel de Dieu qui lui fait sacrifier ses désirs personnels les plus intimes de vie cloîtrée pour se lancer dans l'éducation des jeunes! C'est la foi d'Abraham partant «sans savoir où il allait...»

(He 11, 8), la foi intrépide de Pierre prêt à jeter les filets à l'eau, sur la parole sécurisante du Maître (Lc 5, 5). Pour elle, la parole du Maître c'est celle de son représentant visible sur terre à Saint-Hyacinthe.

L'évêque n'en attendait pas moins. «Je vous accepte, ma fille, lui dit-il. C'est le bon Dieu qui vous choisit et il vous donnera au jour le jour ce dont vous aurez besoin. Allez, cherchez-vous des compagnes. Je vous bénis.»

En paroles lapidaires, il venait de lui rappeler la gratuité de la vocation religieuse, initiative de Dieu et l'importance de compter sur la Providence qui ne manque jamais à ceux qui se confient en elle. D'un autre côté, il exprimait la nécessité de la coopération humaine dans le besoin de recrutement nécessaire à la survie de toute communauté.

On imagine facilement la joie qui inonde Élisabeth délivrée de tous ses doutes et tâtonnements et confirmée par la voix de son évêque dans une vocation inédite : être la pierre d'assise d'une communauté nouvelle qu'elle est appelée à mettre sur pied. Enfin, la lumière a surgi dans son tunnel ! C'est donc pour cela que Dieu la préparait... De son cœur monte un Magnificat de reconnaissance. Elle répète avec ferveur : «Le Seigneur a regardé la bassesse de sa servante. Oui, saint est son nom. Il a fait pour moi des merveilles. Alleluia !»

En toute hâte, elle revient à la maison annoncer la bonne nouvelle à ses parents stupéfaits. Les

Bergeron sont des gens de foi profonde. Comme ils peuvent maintenant compter sur Clarisse à la maison pour le travail, ils acceptent la proposition de Monseigneur Moreau. On peut se demander ce qu'il faut admirer le plus ici : la foi intrépide et la générosité d'Élisabeth toute disponible ou le détachement et l'esprit de foi des parents qui voient dans leur évêque le vrai porte-parole de la volonté de Dieu sur leur fille.

Élisabeth est une femme pratique qui ne perd pas de temps en spéculations vagues. Elle se met immédiatement en route afin de réunir quelques compagnes aptes à établir avec elle cette fondation. Rapidement, elle déniche quatre ou cinq filles sérieuses d'un certain âge et, derechef, elle se rend chez l'évêque qui, cette fois, ne cache pas son fou rire. « Que voulez-vous que je fasse avec vous toutes ? Ce n'est pas un refuge de vieilles filles que je prétends fonder ! » dit-il en s'esclaffant. Les « vieilles filles » ne se le laissent pas dire deux fois. Elles déguerpissent vite en réajustant leurs chapeaux. Ce langage épiscopal suffisant ne leur plaît guère. Elles sortent de l'évêché, profondément humiliées. Leurs talons hauts claquent dans les corridors habituellement feutrés.

Élisabeth se retrouve seule avec l'évêque qui lui explique en profondeur le but de sa fondation. L'enseignement dans les écoles élémentaires du diocèse laisse beaucoup à désirer....En fait, il est infructueux et inefficace. De plus, il n'y a pas assez de maîtresses d'écoles. Conséquemment, les écoles ne peuvent pas donner les résultats attendus. Les enfants démotivés laissent les parents et les pasteurs insatisfaits. Il n'y a pas non plus de communauté prête à donner l'enseignement aux enfants des deux sexes. La création d'une communauté enseignante plus souple est d'une urgente nécessité. Il faut des guides pour former l'intelligence et le cœur des enfants, des âmes généreuses prêtes à s'y dévouer le reste de leurs jours en en faisant leur œuvre de prédilection. Il faut un corps de professeurs stable et permanent. Évidemment, il faudra agir avec prudence. À l'avance, on peut voir les soucis, les inquiétudes, les peines et les épreuves qui vous attendent. Mais les œuvres de Dieu ne se font-elles pas à ce prix ?

Élisabeth n'est pas la femme à se replier sur elle-même. Les paroles plutôt acerbes du début, elle les a déjà oubliées... « Il faut rajeunir mon équipe, pense-t-elle. Monseigneur a raison. C'est ce que je vais faire ! » Dans sa tête, elle passe en revue les filles qu'elle connaît. Soudain, la figure de Malvina Blanchette lui revient en mémoire. Dans son excitation elle se surprend à dire tout haut : « Mais oui, Malvina est jeune. C'est une fille sérieuse, pieuse et intelligente, désireuse comme moi de se consacrer à Dieu, comment se fait-il que je n'aie pas pensé à elle plus tôt ? Il faut que j'aille la voir. »

Aussitôt pensé, aussitôt décidé. Un autre trait de la personnalité d'Élisabeth se profile en filigrane ici. C'est une femme de décision. Une fois les choses pesées et la décision prise, elle passe vite à l'action. Elle aime aussi travailler en équipe et trouve facilement la manière d'engager les autres dans son sillage. Monsieur Bergeron est aussitôt mis dans le coup et réquisitionné pour la conduire chez les Blanchette. Il accepte de bon gré car les deux familles se connaissent depuis longtemps. Avec fermeté et enthousiasme, Élisabeth expose le motif de sa visite. Surprise, Malvina l'écoute avec respect et même avec intérêt, remarque Élisabeth. Malvina ne dit pas non. Elle demande seulement quelques jours de réflexion. Élisabeth l'invite même à partager la maison de ses parents pour vivre déjà en communauté jusqu'au jour où elles pourront avoir leur propre résidence.

Il faut bien imaginer ici l'intervention de monsieur Bergeron prêt à collaborer à l'œuvre de sa fille. «Il y a de la place chez moi, continue-t-il. On est amplement. Elles auront leur chambre en haut, leur vie privée et tout le temps pour faire leurs dévotions. D'autant plus que l'église est tout proche de la maison. Faut croire que l'évêque sait ce qu'il veut puisqu'il demande cela à ma fille. Après tout, c'est le représentant du bon Dieu pour nous autres, n'est-ce pas?» Monsieur Blanchette abonde dans le même sens. Il ne s'oppose pas à la vocation de sa fille, lui non plus. Finalement, quelques jours plus tard, après avoir pesé le pour et le contre, Malvina vient rejoindre Élisabeth.

Cette fois, Monseigneur se montre plus affable. Il détecte aussitôt chez Malvina la trempe d'une bonne religieuse. Il reçoit les deux aspirantes avec cordialité et les invite à vivre la vie commune, dès maintenant. Ensuite, il leur dit:

Mes Filles, vous aurez à souffrir beaucoup mais n'ayez aucune crainte, le bon Dieu sera toujours avec vous, si vous vous exercez à l'humilité et si vous vous confiez en sa Providence.

C'est presque l'écho des paroles du Christ au soir du Jeudi Saint et au jour de l'Ascension. « L'esclave n'est pas plus grand que son seigneur » (Jn 13, 16). « Dans le monde vous aurez de l'affliction, mais courage ! Moi, j'ai vaincu le monde » (Jn 16, 33). « Et voici que moi, je suis avec vous tous les jours jusqu'à la fin du monde » (Mt 28,20).

Puis, le vénérable évêque pose les mains sur leurs têtes en guise de bénédiction. Geste presque semblable à celui des ordinations. Geste prophétique qui demande l'Esprit de force dont auront tant besoin les deux premières fondatrices du nouvel Institut.

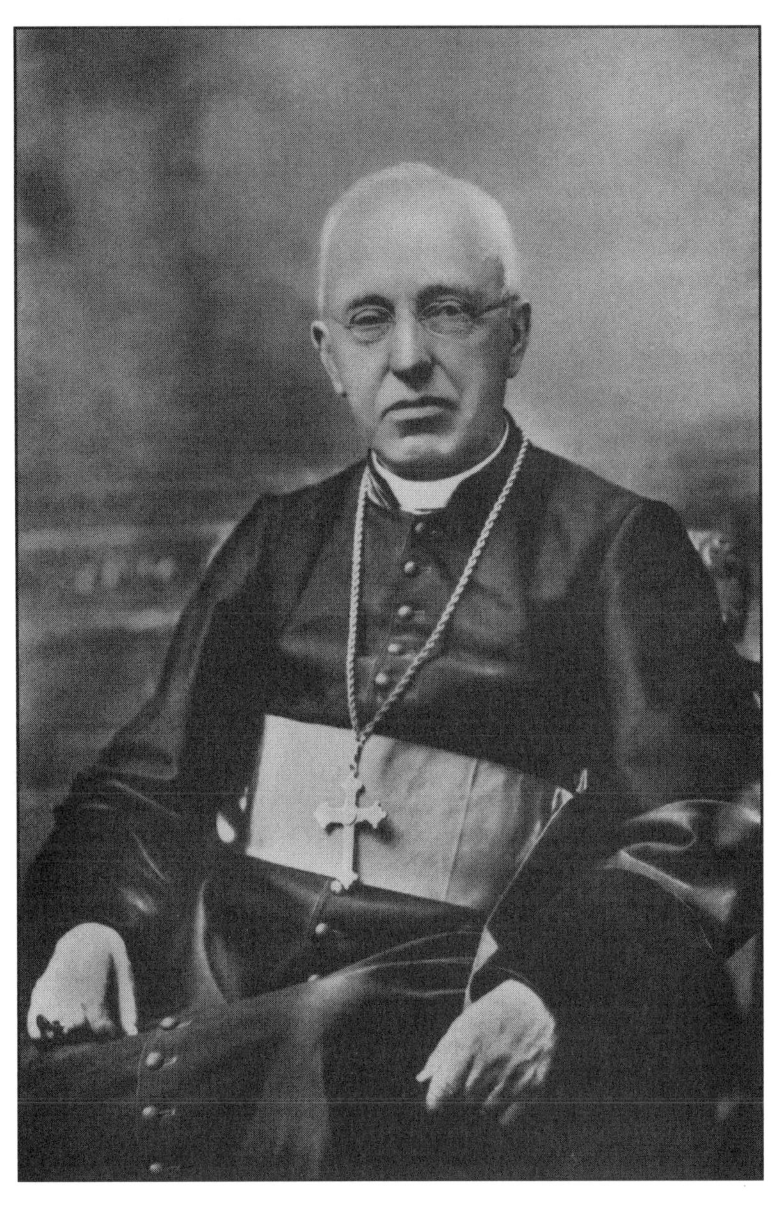

Bienheureux Louis-Zéphirin Moreau – 1824-1901
4e évêque de Saint-Hyacinthe
Fondateur des Sœurs de Saint-Joseph

7

Le grain doit pourrir... pour porter du fruit !

Ça y est, la grande aventure commence. Le sillon est creusé. La semence est enfouie dans la bonne terre. Il reste au grain à pourrir pour porter du fruit. (Jn 12, 24)

Les premières vocations se présentent : Éloïse Saint-Germain de Saint-Hyacinthe, fille sans instruction que Mgr Moreau accepte malgré son âge ; vient ensuite Valérie Langevin de Saint-Pie de Bagot. Elles sont quatre avec Élisabeth et Malvina. De ces quatre filles, Mgr Moreau dira plus tard en parlant des origines difficiles de l'Institut :

> Quatre jeunes personnes, plus riches des dons de la grâce que des biens de la fortune, plus connues de Dieu que du monde, plus avides de la gloire de Dieu que des plaisirs trompeurs de ce monde, en furent les premières colonnes.

Pour le moment, toutes quatre demeurent dans la maison des Bergeron où Monseigneur Moreau vient leur donner des instructions spirituelles. De son côté, monsieur Bergeron songe lui aussi à l'avenir de la jeune communauté qu'il a prise sous son aile. Il en parle à l'évêque qu'il croise fréquemment sous son toit. « Monseigneur, il faut penser à l'avenir de ces filles. De quoi vont-elles vivre dans le futur ? J'ai détecté quelque chose sur la rue Girouard, non loin du Séminaire. Je pense que ça ferait bien l'affaire. Là, en plus, elles auraient de la facilité pour recruter des élèves. »

« Ne vous tracassez pas, monsieur Bergeron, j'ai pensé à tout, moi aussi, » reprend calmement l'évêque.

Le soir du 11 septembre 1877, il rassemble ses filles spirituelles et leur révèle son plan :

> « Vous serez des filles de la Providence. La tenue des écoles primaires étant la raison d'être de votre Institut une maison d'école en sera, naturellement, le berceau ; l'enseignement que vous y donnerez vous fournira en même temps, les ressouces nécessaires à votre subsistance. »

D'ailleurs, il vient de signer un contrat avec la Commission scolaire de *La Providence* qui réclame les services de deux « maîtresses d'école » pour septembre. Il leur demande donc de s'installer, dès le lendemain, mercredi le 12 septembre, fête du saint Nom de Marie et jour consacré à saint

Joseph, dans cette petite école du village de *La Providence,* sise au nord de la rivière Yamaska et face à la ville de Saint-Hyacinthe.

Le 12 septembre 1877, les quatre élues entendent la messe dans la chapelle du Séminaire et chacune retourne à la maison, uniquement pour chercher ses effets personnels. Il est entendu qu'elles doivent revenir chez les Bergeron pour le dîner d'adieu.

C'est un repas de fête même si la séparation vient assombrir l'atmosphère et couper des liens forts. Vers quatorze heures trente, le père attelle son cheval. Il tient à aller conduire lui-même les fondatrices. De toute façon, *La Providence* n'est qu'à environ quinze minutes de chez lui. Elles montent toutes quatre dans la voiture. Un dernier regard sur la belle propriété des Bergeron et, en route ! Comme tous les grands routiers, avec Abraham en tête !

On prend la rue Girouard vers l'ouest, on traverse le pont Barsalou puis on tourne à droite à la première rue. C'est tout proche, au 175 de la rue Rachel (aujourd'hui Saint-Michel).

Quel contraste avec la belle résidence des Bergeron ! L'école n'est qu'une vieille maison blanchie à la chaux avec une toiture et des contrevents rouges. Un seul étage. Au cours des vacances, des herbes folichonnes ont poussé jusqu'à la hauteur des étroites fenêtres. Les quatre fondatrices entrent. Dès le vestibule, elles doivent écarter les toiles d'araignées qui les enveloppent de fils poussiéreux.

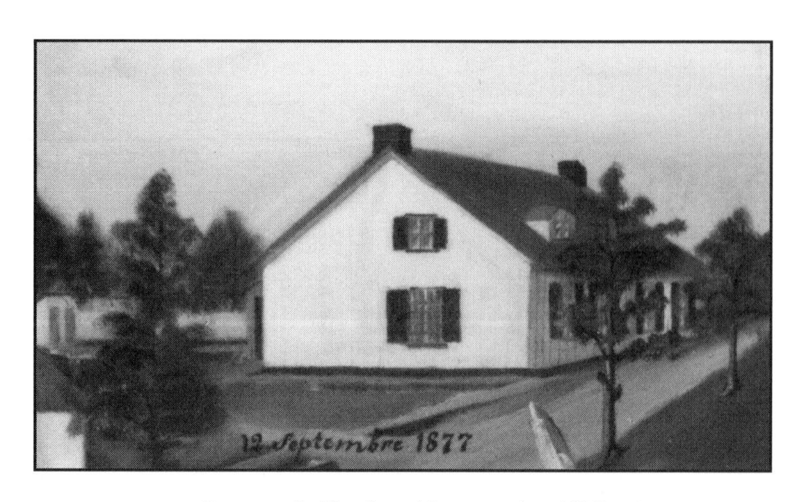

Berceau de l'Institut, 12 septembre 1877
Rue Rachel (aujourd'hui, rue Saint-Michel)
Village de La Providence, Saint-Hyacinthe

L'annaliste de la communauté a résumé avec sobriété la pauvreté minable de cette maison-école. On ne peut s'empêcher de penser ici à l'école-étable de Marguerite Bourgeoys au début de la colonie.

> À l'intérieur, deux salles de classe mesurant trente-six par trente pieds (soit 11 mètres sur 9), aux planchers rugueux et aux murs noircis par le temps et la fumée; pour tout meuble, une longue table, quelques bancs boiteux, deux tribunes avec chaises pour les institutrices; un gobelet et une chaudière. De rideaux et d'horloge, point... Un escalier étroit les conduit à la mansarde séparée en deux parties inégales dont l'une, aux murs crépis, est éclairée par deux fenêtres.

Comme on peut l'imaginer, la reconnaissance des lieux n'est pas longue à faire. En revanche, le ménage demanderait beaucoup plus de temps. Pour l'instant cependant, il n'en est pas question et pour cause. Monseigneur Moreau va venir d'un moment à l'autre. Il faut se hâter de revêtir le costume des religieuses, i.e. *robe et pèlerine de mérino noir, petit voile de soie noire très léger, posé sur une passe de toile blanche aux bouts arrondis et formée de trois plis plats sur la tête.*

À peine les nouvelles religieuses ont-elles revêtu leur costume que l'évêque se présente accompagné du Père dominicain Alvare Blanchard, curé de la paroisse Notre-Dame-du-Rosaire. Monseigneur Moreau présente ces nouvelles paroissiennes à leur curé et confesseur. Les visiteurs s'installent sur les deux chaises — les deux seules — pendant que les fondatrices s'asseoient sur les bancs d'école.

L'évêque avait recommandé à ses filles de compter uniquement sur la Providence qui revêt les lis des champs et nourrit les oiseaux du ciel. Pour le moment, il semble bien que le digne prélat veuille faire appliquer cette consigne évangélique au pied de la lettre puisque lui-même n'a rien apporté. En effet, pour souper, les Sœurs n'ont que le pain donné par la famille Bergeron et un petit pot de beurre rapporté par Malvina. Un peu curieux tout de même de voir l'évêque content de ce frugal repas pour celles dont la responsabilité morale lui incombe ! Quant à la boisson, elles devront se contenter de l'eau tirée d'un puits à brimbale chez le deuxième voisin et de l'unique gobelet pour boire !

S'il n'a pas de nourriture matérielle à leur offrir, en revanche, Monseigneur Moreau n'a pas oublié la question spirituelle. Il leur remet un règlement de vie et les exhorte à le suivre fidèlement. La bénédiction de Dieu y est attachée. Ce règlement se lit comme suit :

05:00	Lever
05:20	Prière. Méditation (une demi-heure)
12:00	Examen particulier. Dîner.
18:00	Méditation (une demi-heure). Souper.
20:00	Prière du soir. Préparation de la méditation.
21:00	Coucher.

Une plus grande souplesse est accordée pour l'heure de la messe, la récitation du chapelet, la prière pour honorer les sept douleurs et les sept allégresses de saint Joseph, les vingt minutes de lecture spirituelle et le quart d'heure pour la visite au Saint-Sacrement.

En soi, ce règlement n'a rien de particulièrement original. Il ressemble étrangement à celui qu'on retrouvait dans la plupart des communautés du temps et qui est resté en vigueur jusqu'au dernier Concile Vatican II.

Par ailleurs, pour les aider dans leur lecture spirituelle, Monseigneur Moreau offre à ses filles le livre de *L'Imitation de Jésus-Christ*. Ce livre, comme on le sait, était alors considéré comme le vade-mecum de toute vie spirituelle véritable. Élisabeth en faisait sa lecture de chevet depuis longtemps.

Enfin, il les guide dans leurs dévotions particulières. C'est, en somme le reflet de sa propre spiritualité, un peu ce qui avait constitué celle que le Québec s'était forgée depuis le début de la colonie. Encore ici, les *Annales* de l'Institut nous ont conservé précieusement les paroles éclairées de l'évêque fondateur :

> Vous aurez pour la Sainte Vierge une dévotion tendre et filiale et vous honorerez d'un culte tout particulier le bon saint Joseph entre les mains de qui je remets votre congrégation naissante. Sous la protection de ce grand Saint, l'arbre de votre communauté poussera ses branches et donnera ses fruits.

Puis il ajoute :

> Vous vous appellerez SŒURS DE SAINT-JOSEPH DE SAINT-HYACINTHE puisque c'est dans cette ville que repose le berceau de votre Institut.

Finalement, il distribue les obédiences : Sœur Bergeron, 26 ans, est nommée supérieure ; Sœur Saint-Germain, 50 ans, cuisinière ; Sœur Blanchette, 18 ans et Sœur Langevin, 23 ans, enseignantes.

La conversation se continue à bâtons rompus, en toute simplicité. Juste avant le départ des deux ecclésiastiques, deux Sœurs de la Providence arrivent à brûle-pourpoint. C'est une belle occasion de fraterniser et une occasion pour l'évêque de rappeler la nécessité de l'abandon à la Providence dont les « folles à la Gamelin, » comme on appelle par dérision les filles de la charitable Mère Gamelin, donnent un peu partout un exemple vivant de charité concrète vécue dans le quotidien de l'existence. Depuis le début de ses rencontres avec ses filles, Monseigneur Moreau ne parle que d'humilité et d'abandon à la Providence. Par surcroît, est-ce un hasard ou une délicatesse de Dieu si ses nouvelles religieuses de Saint-Joseph sont établies dans cette municipalité appelée justement *La Providence*?

Cette bonne Providence se manifeste tangiblement quelques minutes plus tard par une attention toute particulière de la part de Mère Catherine-Aurélie Caouette des Adoratrices du Monastère du Précieux-Sang, que Monseigneur a peut-être avertie... La moniale n'a pas oublié sa fervente postulante. Mère Catherine-Aurélie Caouette n'est pas seulement unie à Dieu de façon verticale. Elle comprend toute la dimension horizontale de l'amour. Au dire de l'apôtre de l'amour, saint Jean, «il ne faut pas seulement aimer de bouche et en parole» mais cet amour, il faut le prouver «par des actes concrets et en vérité» (1 Jn 3, 18). Mère Caouette connaît trop les difficultés inhérentes à toute fondation. Aussi envoie-t-elle par une sœur tourière :

> une statue de saint Joseph haute de trois pieds, une table de frêne sur tréteaux; un grand panier rempli de provisions de bouche; un bureau secrétaire contenant papiers, enveloppes, plumes et encre, un assortiment

de remèdes les plus usités, draps de lit, nappes et serviettes, thé, café, sucre, épices de toutes sortes.

Les *Annales* des Adoratrices du Précieux-Sang confirment cet envoi de cette façon :

> Cet envoi où on reconnaît toute la délicatesse et les attentions d'un cœur vraiment maternel, remplit les nouvelles Sœurs de joie et de confiance. Ce fut pour elles un premier gage des secours qu'elles attendent de saint Joseph ; aussi en pleuraient-elles de bonheur et de reconnaissance. Notre chère et charitable Mère se propose d'envoyer chaque mercredi une offrande quelconque aux Filles de Saint-Joseph afin de rendre un hommage de gratitude au Saint Époux de Marie qui nous a si souvent et si sensiblement protégées nous-mêmes, en tant de circonstances.

En réalité, Mère Catherine-Aurélie Caouette disait qu'elle faisait simplement ce qu'elle aurait voulu qu'on fît pour elle dans les débuts extrêmement difficiles de sa fondation. Par ce cadeau de Mère Caouette, on voit que saint Joseph prend encore au sérieux son rôle de pourvoyeur. Il ne s'arrête pas là et se sert des mains humaines pour faire le bien. Dans la soirée, c'est au tour du père de Malvina d'apporter un fourneau, deux chaudrons et une poêle à frire. Pour allumer le feu, les Sœurs devront glaner les copeaux le long des clôtures en attendant que saint Joseph suggère à un bon paysan de fournir du bois...

La journée a été fertile en activités fébriles et en fortes émotions. La nuit vient apporter un peu de répit dans ce misérable grenier où les religieuses étendent leurs dures paillasses remplies de pelures de blé d'Inde.

À quoi peut bien penser Élisabeth récapitulant sa première journée comme fondatrice ? Elle jouit du charisme que possède tout fondateur d'Ordre ou de communauté religieuse, c'est-à-dire une foi à toute épreuve permettant de distinguer la main de Dieu qui guide ses ouailles en pasteur attentif, un esprit de discernement et de prudence pour agir avec sagesse et mesure, une charité ardente qui unit à Dieu de manière inébranlable, sans laquelle le sarment ne peut porter de fruit (Jn 15, 4) et une force invincible pour avancer en dépit des obstacles inhérents à toute œuvre en ses débuts. Sûrement que son cœur jubile d'actions de grâces, particulièrement à l'endroit de saint Joseph. Nul doute qu'elle demande ce charisme particulier des fondateurs dont elle sent tellement le besoin pour assumer pleinement ses responsabilités nouvelles.

Dès le lendemain matin, elle doit exercer ses dons avec pertinence quand elle et ses Sœurs ont à essuyer les premières moqueries de la part du public. Monseigneur Moreau leur avait dit : « Vous êtes des filles de paroisse. » Elles considèrent donc de leur devoir d'assister à la messe paroissiale. Le long du chemin, leur nouveau costume attire les quolibets des passants. Élisabeth ne manque sûrement pas l'occasion de rappeler à ses filles la parole de Monseigneur Moreau qui résonne encore dans sa tête : « Vous aurez à souffrir et beaucoup. Mais n'ayez aucune crainte, le bon Dieu sera toujours avec vous si vous vous exercez à l'humilité. » N'était-ce pas là une bonne occasion de mettre en pratique ce conseil ?

L'humilité est la vertu de base de la vie spirituelle. Élisabeth le sait. Toute sa vie va le prouver. Le lendemain, une autre belle occasion de pratiquer cette vertu se présente. Les Sœurs doivent compléter les achats des choses indispensables. Monseigneur Moreau leur a recommandé de faire leurs emplettes chez le marchand général, monsieur Samuel Bourgeois. Mais il faut acheter *à crédit.* Comme les pauvres. C'est toujours humiliant et délicat de tendre la main et de solliciter un délai pour payer le nécessaire, en l'occurrence, « six chaises, un service de table pour six personnes, quelques assiettes et un beurrier. » Il n'y a pourtant pas de luxe dans cela ! Il faut ce qu'il faut.

Or, comme supérieure, Élisabeth, doit voir à tout. Dieu merci, elle peut compter sur sa propre famille ! Quelle chance d'avoir un frère comme Amédée ! Il s'est offert pour les aider à faire un grand ménage dans la vieille maison. Le lendemain, le voilà qui arrive avec des planches pour les séparations indispensables « de manière à former un petit oratoire, un parloir plus étroit encore et une salle de communauté qui servira à la fois de cuisine et de réfectoire. » Bien habile et débrouillard ce jeune Amédée ! En un rien de temps, « il blanchit à la chaux plafonds, cloisons et murs. »

De leur côté, les Sœurs ne passent pas leur temps à le regarder travailler ! Chacune y va du torchon, de la vadrouille et de la brosse. En un tour de main, l'école est toute renouvelée.

Et, jour inoubliable, le 17 septembre 1877, les Sœurs inscrivent leurs premiers élèves : 80 ! C'est déjà une belle récompense et la preuve de la confiance des gens. Il n'y a pas que des ingrats. Des dons arrivent d'un peu partout : un pot de lait, des fruits, du beurre et Mère Catherine-Aurélie Caouette qui continue avec ses largesses de légumes et de fruits chaque mercredi. Les Sœurs en sont tout émues. Monseigneur Moreau les encourage de son mieux : « Acceptez ce que la Providence vous envoie par l'entremise de personnes charitables, » leur dit-il. Savoir recevoir est aussi une forme d'humilité.

L'affaire est lancée. Le lendemain, Élisabeth fait le tour des classes pour encourager les élèves à bien étudier mais surtout pour leur parler du bon Dieu avec ce charme persuasif qui la caractérise. À son tour, Monseigneur Moreau vient bénir les enfants. Un mois plus tard, le 27 octobre, il revient accompagné de l'abbé Alexis-Xyste Bernard qu'il nomme, sans préavis, premier aumônier de la communauté. Il restera pendant vingt ans « la providence visible de l'Institut. »

8

Beaucoup d'ombres... peu de lumière !

Élisabeth remplit son rôle de supérieure de façon toute simple, toujours «compatissante pour la faiblesse humaine,» «rigoureuse lorsqu'il s'agit de manquements à la charité et «agissant toujours avec impartialité», prudente aussi et comptant uniquement sur les lumières et l'assistance de l'Esprit Saint. Elle est «profondément attristée quand elle constate l'absence de bonté à l'égard des enfants.»

Maintenant que l'œuvre est commencée, Élisabeth va devoir traverser un aride désert visité par beaucoup d'ombres et quelques rares reflets de lumière.

Monseigneur Moreau continue ses visites régulières et ses instructions spirituelles. Le 31 octobre, il décide de laisser le Saint-Sacrement dans le petit oratoire. Au préalable, il avait demandé aux Sœurs de la Charité de préparer une chapelle dans la maison-école. Elles arrivent prestement avec une voiture chargée d'ornements sacerdotaux et d'objets du culte. Le geste de l'évêque provoque l'hilarité de plusieurs membres du clergé et soulève les plus vives critiques de la part du Grand Vicaire, son bras droit, qui trouve «ridicule de mettre le Saint-Sacrement chez ces vieilles filles-là!» Dieu merci, Monseigneur Moreau reste sourd à toutes les mesquineries de son clergé. Même le curé de la cathédrale, l'abbé Maxime Decelles, futur évêque en plus, apprenant qu'une certaine Alphonsine Perron désire entrer chez les Sœurs de Saint-Joseph, s'écrie: «De grâce! dites-lui de rester chez elle! cette espèce de communauté, ça ne peut tenir... Ce n'est qu'une poignée de vieilles filles exaltées et sans instruction!» Pas surprenant qu'un jour, lorsque Monseigneur Moreau consulte son Chapitre pour l'approbation de sa nouvelle communauté, tous les chanoines demeurent cois. Alors, le courageux évêque leur riposte vertement: «Messieurs, mon œuvre marchera. Elle me paraît nécessaire au bien du diocèse, et malgré votre opposition, je crois fermement qu'elle est voulue par Dieu.»

Malgré l'austérité de leur vie, les critiques acides sur leur projet et leur manque de préparation pédagogique, les Sœurs attirent des recrues qui viennent s'entasser dans leur étroite et froide maison: le 18 octobre, c'est Henriette Dufresne «jeune fille robuste et instruite.» Son arrivée permet de scinder les élèves en trois groupes. Sœur Blanchette cède volontiers son local pour grimper dans le pigeonnier avec ses bambins. Le 21 novembre, c'est au tour d'Herminie, la sœur de Valérie Langevin de se joindre au groupe puis, à Victorine Saint-Jacques, le 19 décembre.

L'hiver, déjà aux portes, s'annonce particulièment dur cette année-là. Les conditions sont difficiles, particulièrement pour la lessive que les Sœurs doivent faire chez la femme du marchand Bourgeois qui leur fournit tout, gratuitement. En échange, elles lavent le linge de la famille, sans compter celui de la sacristie qui leur échoie, naturellement. Quant au séchage, elles s'arrangent avec une autre dame, madame Victor Côté. Celle-ci leur prête de bon cœur ses cordes à linge où les Sœurs suspendent leur linge qui prend l'allure de carcasses congelées. Il fait si froid dans leur école qu'au dire d'Amédée, frère d'Élisabeth, on pouvait «voir du verglas sur les pentures des portes à l'intérieur.»

Délicate des poumons, Élisabeth, attrape grippe sur grippe. L'aumônier prévient Monseigneur Moreau et le docteur. Le médecin vient la visiter et juge plus prudent de l'hospitaliser. Mais Élisabeth ne séjourne pas longtemps à l'hôpital. Par son ancien directeur spirituel, l'abbé François-Xavier Burque, elle apprend que des mauvaises langues, des ecclésiastiques en plus, disent «qu'elle s'écoute trop et qu'elle devrait retourner à son couvent ou dans sa famille au lieu de chercher le confort d'une chambre d'hôpital!»

L'abbé Burque lui conseille tout bonnement de retourner à son humide école. Élisabeth encore faible «n'a pas le cœur fier; elle tient son âme égale et silencieuse comme un petit enfant contre sa mère» (Ps 130, 1-2). Elle obéit sans rechigner. «Oui, il vaut mieux retourner à l'école» pense-t-elle. Le lendemain, elle est là. L'affaire est classée. Elle n'y pense plus.

La vie continue. Soutenues par leur aumônier, l'abbé Alexis-Xyste Bernard, qui les stimule et «ne leur ménage ni épreuves ni réprimandes,» les Sœurs forgent en elles les vertus solides d'humilité, de renoncement et d'obéissance. Un père dominicain, le Père Albert Mathieu, vient seconder l'aumônier, une fois la semaine.

En avril, l'évêque fondateur, sage et prudent, conscient du rôle important d'un nouvel Institut dans l'Église et voulant s'assurer des vraies dispositions de chacune, décide de faire sa première visite canonique. C'est un geste d'une grande importance. À cette occasion, il reçoit chaque postulante en particulier et s'enquiert des véritables motivations qui l'animent. En un mot, il «sonde les reins et les cœurs.» Au terme de cet examen, il renvoie Herminie Langevin et Éloïse Saint-Germain. Ces deux départs attristent profondément Élisabeth, particulièrement celui de la dernière, une ouvrière dévouée de la première heure. Elle accepte néanmoins le verdict du Père fondateur et se soumet en toute humilité.

Entre temps, la Commission scolaire réquisitionne l'usage exclusif des classes de l'école pour septembre prochain. Les Sœurs devront déménager. Monseigneur Moreau intervient. Il leur trouve une maison située sur la rue Sainte-Anne, à *La Providence*. Cette maison ressemble en tout point à la première. Cependant, elle ne renfermera pas de salles de classe et servira uniquement à loger les religieuses qui devront payer loyer. Un peu plus d'espace mais en revanche, environ une dizaine d'arpents à parcourir chaque jour pour se rendre à l'école.

À la fin de cette première année scolaire, les Sœurs aménagent dans leur nouvelle résidence. Encore du ménage et du nettoyage. À peine

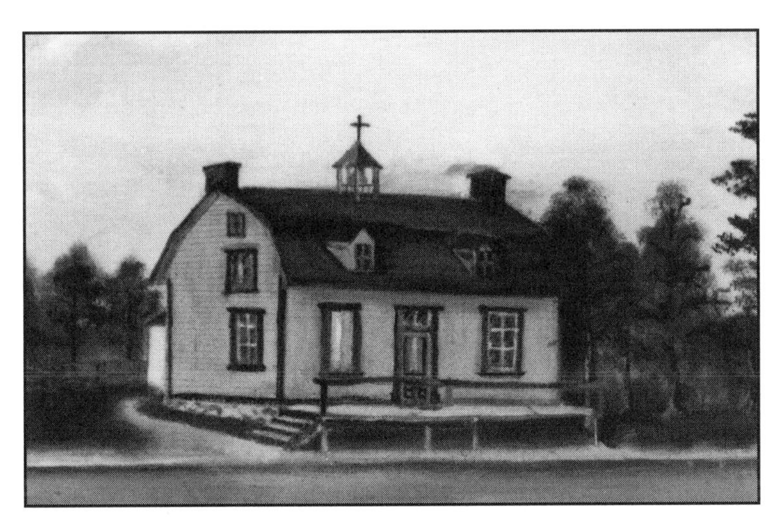

Deuxième maison de l'Institut, 1878, rue Sainte-Anne (aujourd'hui, rue Bourdages) au village de La Providence.

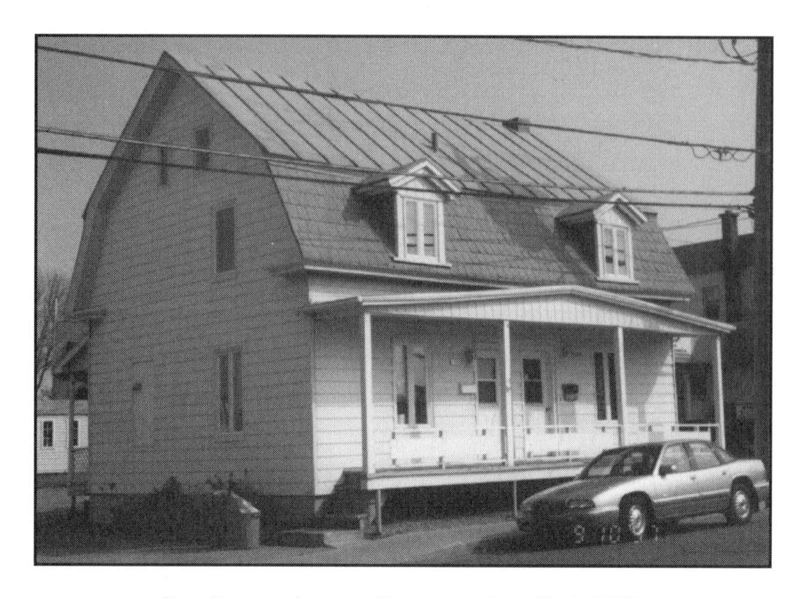

Deuxième maison de l'Institut, aujourd'hui, 1998,
rue Bourdages, La Providence.

nettoyée, la maison est presque aussitôt remplie. Sept postulantes se présentent. Elles viennent de partout : de Saint-Liboire, Saint-Irénée, Saint-Hyacinthe, Stukley, Saint-Cyrille.

Pour consolider son Institut et montrer l'importance qu'il lui accorde, Monseigneur songe à faire une vêture solennelle. Élisabeth, Malvina, Valérie, Henriette et Victorine sont admises à la vêture officielle. Après une retraite d'une semaine prêchée par un dominicain, la cérémonie a lieu le 17 août 1878. Les *Annales* décrivent le nouvel habit comme suit :

> robe et pèlerine de say noir, scapulaire et ceinture de cachemire brun-canelle, rosaire de même couleur, voile de soie noire fixé sur une passe de toile blanche laquelle est retenue

sous le menton par deux attaches, bandeau, collet de toile blanche mesurant trois pouces et rabattu sur le collet de la pèlerine.

Ces vêtements religieux compliqués ne nous rejoignent pas, nous qui ne voyons plus de Sœurs à guimpe et à béguin. Mais que voulez-vous, le costume, à l'époque, avait une grande importance. Parfois, il relevait d'un art compliqué. Je pense aux cornettes des Sœurs de Saint-Paul de Chartres qui s'apparentaient plutôt à des ailes de grand oiseau de mer... Mais passons. Elles étaient de leur temps. Et que dire de la soutane des prêtres avec ses quarante-huit boutons ! Il faudra attendre Vatican ll pour plus de simplicité et de sobriété dans l'habillement.

Comme c'était également la coutume, chaque religieuse reçoit un nom de religion. Élisabeth reçoit en partage le nom du patron du nouvel Institut : elle s'appelle désormais Sœur Saint-Joseph ; Malvina Blanchette, pour sa part, se nomme Sœur du Sacré-Cœur ; Valérie Langevin, Sœur du Saint-Cœur-de-Marie ; Henriette Dufresne, Sœur du Précieux-Sang ; et Victorine Saint-Jacques, Sœur Saint-Hyacinthe.

Le noviciat est vraiment commencé. C'est l'œuvre de Dieu qui ne laisse pas le diable indifférent. Dans la nuit du 4 ou 5 octobre 1878, un grand bruit envahit l'endroit où dorment les Sœurs. Une lumière fulgurante ! Une odeur fétide ! Un cri strident ! Les Sœurs apeurées, croyant au feu, se lèvent en toute hâte. Rien.

Absolument rien. Aucune trace de feu. Aucune odeur particulière. Aucun foyer d'incendie. L'évêque fondateur en est informé dès le lever du jour. Il calme les Sœurs nerveuses en leur disant : « C'est le diable qui a voulu vous faire peur ; mais ne craignez point, le bon Dieu est plus fort que lui, et toujours il vous défendra contre ses attaques. » C'est la deuxième fois que le diable intervient dans la vie d'Élisabeth. Cette fois, non sous la forme d'un chien noir terrifiant mais de façon tout aussi traumatisante.

Une autre épreuve vient meurtrir douloureusement le cœur d'Élisabeth quelques semaines plus tard. Sa première collaboratrice, Malvina, atteinte du typhus, est emportée en quelques heures de maladie, après avoir prononcé ses vœux de religion, à l'article de la mort. Elle meurt sereine en encourageant ses Sœurs : « Pourquoi vous désoler ? leur dit-elle dans ses derniers moments. Quand je serai près du bon Dieu, je m'intéresserai davantage à vous. »

Élisabeth est profondément attristée par ce deuil qui plonge sa communauté dans l'effroi devant les terribles exigences de Dieu. On accuse la Fondatrice d'être responsable du mauvais état de santé des Sœurs dans ce couvent sordide ! Les critiques vont leur train. Les Sœurs sont devenues la risée du monde et le sujet de conversation des badauds. Les *Annales* nous décrivent ce qui frise la persécution.

> Nous ne pouvons sortir sans que l'on nous lance des paroles pleines de piquantes injures ;

> ce qui nous rend impossible l'usage de la galerie sur laquelle nous prendrions un peu d'exercice nécessaire à notre santé. Puis, en nous rendant à nos classes ou à l'église, le dimanche, il nous est presque habituel d'entendre les enfants nous poursuivre de leurs huées. Nous le réalisons bien : ce n'est là qu'un écho affaibli du mépris dont notre jeune Institut est l'objet de la part des gens du monde. Notre peu d'expérience et de savoir nous attirent aussi les critiques des autres Communautés.

L'annaliste illustre son exposé par une triste anecdote :

> Tout dernièrement, une jeune fille désirant entrer chez nous, prit des renseignements auprès d'une ancienne supérieure, sans toutefois lui faire connaître entièrement ses intentions. Voici la réponse qu'elle en obtint. « Cette congrégation ne peut pas réussir, comment voulez-vous que Monseigneur donne des missions à ces espèces de religieuses ? Elle ne savent rien ; la fondatrice n'est même pas capable de signer son nom. Je me demande pourquoi Monseigneur nourrit cette bande de folles qui ne font rien. Un beau jour, sa Grandeur fera maison nette... »

Les humiliations continuent de s'appesantir sur les pauvres Sœurs. Le jour de la Fête-Dieu, par exemple, chaque communauté de la ville est appelée à tour de rôle à prendre place dans le cortège pour la procession. On oublie complètement les Sœurs de Saint-Joseph. Elles doivent retourner humblement chez elles, en silence. Les langues sales y allaient de leur cancan. Un autre jour, on les accuse de consommer de l'alcool. Comme on l'avait fait auparavant pour Mère d'Youville et ses filles, les Sœurs Grises, et plus avant encore, pour les Apôtres, le jour de la Pentecôte (Ac 2, 13). L'explication, pourtant d'une grande limpidité, saute aux yeux. Monseigneur Moreau avait demandé aux Sœurs de Saint-Joseph de garder un orphelin qui leur rendait parfois de menus services : aller chercher du vin de messe et de l'eau bénite à l'église, acheter des médicaments en bouteille à la pharmacie, etc. La méchanceté des hommes est parfois bien grande, surtout quand elle touche aux personnes qui ont donné leur vie à Dieu. Le diable leur injecte sur les lèvres son perfide venin.

Ces épreuves finissent par ébranler la foi de plusieurs postulantes épuisées par les durs et exigeants travaux, le froid, les privations de toutes sortes, les critiques sur l'Institut et les humiliations. Plusieurs quittent la communauté. Retournées dans le monde, elles déblatèrent sur les difficultés de cet Institut rempli de femmes exaltées, un peu sottes et vivant de façon minable. De quinze quelles étaient, elles passent à dix. Même Valérie (Sœur du Saint-Cœur-de-Marie), ébranlée dans sa santé, doit quitter la communauté le 18 juillet 1879. Le groupe des premières novices s'est amenuisé. Élisabeth reste seule sur la brèche, sans broncher.

Dieu merci, il n'y a pas que des ombres au tableau. Quelques jets de lumière, rares il est vrai, mais tout de même... Il reste des gens qui ont plus de largeur de vue. Il y a toujours du bon monde. Des dames généreuses leur envoient régulièrement, chaque semaine, des légumes, des œufs, du poisson et de la viande. Encore une fois, les *Annales* rapportent un fait qui illustre à la fois la générosité des gens et l'abandon à la Providence d'Élisabeth.

C'est le 15 décembre 1878, à l'approche de Noël. On dirait qu'en ce temps, les gens sont plus généreux qu'à l'ordinaire. L'économe, tout éplorée, se rend chez la supérieure et lui dit : « Le garde-manger est complètement vide, ma Mère, et je n'ai pas un sou pour acheter les victuailles nécessaires. » Élisabeth, toujours calme, la rassure en lui disant : « Restez tranquille, ma Sœur. Le bon Dieu va y voir. » Dans l'après-midi, le curé de Saint-Liboire apporte la moitié d'un porc frais et dix dollars !

L'hiver cette année-là est particulièrement pénible. Élisabeth le passe presque tout le temps à l'infirmerie. Le printemps n'améliore pas son état de santé. La maladie se prolonge pratiquement tout l'été. Elle ne peut même pas assister aux exercices de la retraite ni se présenter à la vêture des nouvelles novices. Un regain d'énergie à peine, au début de septembre. Élisabeth se le reproche : Monseigneur Moreau compte sur moi comme « pierre d'assise ». Qu'est-ce que je fais ici à l'infirmerie ? Il y a tellement d'ombres depuis le début de cette fondation et si peu d'éclaircies ! Mon Dieu, qu'il faut souffrir pour aller au ciel !

9

« Ô Gethsémani ! le vieux pressoir est plein de fruits !... »

En fait, le pasteur Fondateur se préoccupe de l'avenir de ses Filles. Il mijote quelque chose pour un avenir plus stable. Les Commissions scolaires se montrent de plus en plus exigeantes. Il faut répondre à leurs attentes par un professionnalisme plus rigoureux de la part des Sœurs.

Pour leur part, les religieuses, tout heureuses de voir l'amélioration de santé de leur supérieure, se préparent à la fêter. Elles en sont à composer une adresse à ses intentions quand une visite improvisée de l'évêque bouleverse tous leurs plans. Sans prévenir la principale intéressée — c'était son habitude ne pas avertir à l'avance — il leur annonce que dans deux jours, il leur donnera une nouvelle supérieure. Stupéfaction générale, branle-bas et tohu-bohu dans toute la maison. Élisabeth l'apprend en même temps que les autres. Malgré son calme imperturbable, quelques-unes ne sont pas sans remarquer des larmes qui perlent sous ses paupières. Émotion bien normale.

Élisabeth comprend Monseigneur. Ce n'est pas qu'elle veuille s'accrocher au pouvoir mais cette communauté, c'est elle qui l'a tenue à bout de bras depuis ses débuts si pénibles. Elle la trouve bien jeune pour la laisser aux mains d'une autre. Qui prendra les rênes du gouvernement ? Pourquoi ne l'a-t-il pas prévenue, elle, la fondatrice et principale intéressée ? Jusque là, Monseigneur lui a fait part de tout. Veut-il encore d'elle comme « pierre d'assise » de cette fondation ? Pourquoi ce revirement soudain ? Sans comprendre l'attitude de son évêque et conseiller, Élisabeth se surprend à penser à l'embarras de son patron Joseph perdu dans ses réflexions devant Marie enceinte. Mais pour elle, aucun ange ne vient la consoler ni lui dévoiler le sens du mystère qui l'enveloppe. De son cœur monte la prière de Jésus à l'agonie : « Que votre volonté soit faite et non la mienne ! » Elle se sent prête maintenant à la nomination de la prochaine supérieure. « Pourvu que l'œuvre continue, c'est ça qui compte ! se dit-elle. Après tout, ne sommes-nous pas tous, à des degrés divers, *des serviteurs inutiles* ? »

Cette manière d'exercer l'autorité de la part de l'évêque surprend nos mentalités modernes habituées au consensus et au dialogue, surtout quand il s'agit de décision importante de ce genre. Elle répugne et provoque parfois des levées de boucliers. Qu'on pense à la déposition de Monseigneur Charbonneau, archevêque de Montréal ou, tout dernièrement, à celle de Monseigneur Gaillot, évêque d'Évreux. Nous décelons, hélas! des manigances humaines qui ne nous apparaissent pas *fair play*. Dans les communautés religieuses de femmes, ces dépositions provoquent moins de remous. Les femmes n'ont jamais détenu le pouvoir dans l'Église. Habituées à l'autorité, parfois despotique des hommes, elles se soumettaient plus facilement. Dieu merci, dans nos temps modernes, les autorités ecclésiastiques interviennent moins dans la régie interne de leurs affaires. L'histoire nous rappelle cependant de tristes cas : celui de la déposition silencieuse de Rosalie Cadron-Jetté, fondatrice des Sœurs de Miséricorde par Monseigneur Ignace Bourget ou celui de Mère Marie-Anne, fondatrice des Sœurs de Sainte-Anne par le même évêque, pour n'en nommer que deux.

La réaction d'Élisabeth est conforme à ce qu'on pouvait attendre d'elle. « C'est Dieu qui a décidé ce changement; nous n'avons pas à lui demander raison de ses volontés » dit-elle aux Sœurs qui l'entourent. « Il est bien plus facile d'obéir que de commander » leur dit-elle encore. Un regard furtif sur le Christ de son crucifix, sur ce Christ obéissant jusqu'à la mort de la croix, et en toute humilité, Élisabeth reprend son sourire aimable et sa sérénité habituelle. L'humilité dans l'obéissance, voilà toute sa physionomie spirituelle qui nous apparaît ici dans son éminente grandeur.

De fait, comme prévu, l'évêque se présente le 12 septembre et annonce les motifs de la déposition de la supérieure.

> Mes filles, votre Mère Fondatrice ne possède point l'instruction nécessaire pour répondre aux exigences des Commissions scolaires qui viendront vous demander pour la tenue des écoles; en outre, sa mauvaise santé la retient souvent à l'infirmerie. Elle ne sera plus votre supérieure. Je la remplace par Sœur du Précieux-Sang, qui prendra le gouvernement de la Communauté. Votre Fondatrice deviendra assistante. Soyez régulières, soumises, si vous voulez que le bon Dieu soit avec vous. Je vous bénis.

Un peu gêné sans doute, il quitte rapidement la communauté sans vouloir être accompagné. En réalité, cet acte d'autorité devait déplaire souverainement à Monseigneur Moreau. Il considérait cependant qu'il était de son devoir d'agir ainsi car, ultimement, c'est lui qui devait répondre aux exigences des Commissions scolaires. La communauté devait donc s'ajuster à cet effet.

Le fait surprend néanmoins, surtout de la part du « bon » Monseigneur Moreau. Lui aussi était de son temps. L'évêque était alors considéré comme le porte-parole authentique de la volonté divine. Ce qu'il disait avait un poids énorme. Il devait penser que Dieu lui parlait directement comme à

Moïse. La manière d'exercer l'autorité n'avait pas la simplicité des rapports d'aujourd'hui où l'on prône davantage le respect des individus.

Un silence lourd plane sur l'assistance. Chacune retient ses larmes. Une jeune Sœur trouve soudain le tour de dérider l'assemblée crispée : « Consolons-nous, mes Sœurs, nous aurons désormais deux Mères : une Supérieure et une Mère Fondatrice. »

Les *Annales* de l'institut décrivent l'ambiance pesante qui régnait alors dans la jeune communauté à ce pénible moment :

> Ce que nous avons ressenti à cette nouvelle, est une chose impossible à décrire. Aussitôt nos cœurs se serrèrent et les larmes coulèrent de tous les yeux, et nous avons senti notre courage s'abattre.

Celui d'Élisabeth ne l'est pas. La petite fête préparée à son intention est légèrement modifiée, vu les circonstances. Déchargée du fardeau du supériorat, elle réconforte les Sœurs abattues, par des paroles de foi : « Si vous voulez, mes petites filles, nous allons nous réjouir. C'est une bien belle fête que celle d'aujourd'hui. Voyez comme le bon Dieu est bon. Je n'avais pas de mère et il m'en donne une. » Au lieu de se replier sur elle-même et de ronger son frein, elle invite les Sœurs à la joie et à la fête !

C'est ainsi que raisonnent les saints. « Comme la terre bénirait la charrue qui la déchire si elle pouvait contempler les blondes moissons qui onduleront sur ses blessures refermées» chantait un poète. Élisabeth, déchirée par la charrue de l'épreuve, ne voit pas ses propres blessures mais elle pense aux blondes moissons de son Institut. Son esprit de foi transcende l'événement pour voir, au-delà du sillon labouré, l'épi gorgé de soleil.

Dans la foi, les saints sont conscients des automnes, des récoltes et des fruits. Ils le pressentent par une intuition surnaturelle. Non pas qu'ils ne ressentent pas les durs coups du pressoir qui les broie. Ils voient plus loin car ils savent ou perçoivent par la foi «que les souffrances du temps présent sont sans proportion avec la gloire qui doit être révélée en nous» (Rom 8, 17). Bien entendu, la souffrance est là avec tout son poids mais «les yeux fixés sur le Chef et le Consommateur de la foi, Jésus, qui, au lieu de la joie qui lui était proposée a enduré la croix, au mépris de la honte, et est assis désormais à la droite du trône de Dieu» (He 12, 2), ils contemplent le Christ sous le pressoir de la souffrance à Gethsémani. Ils se rappellent ses paroles : «Vous serez attristés, mais votre tristesse se changera en joie» (Jn 16, 20).

C'est cette joie, la sienne, qu'il leur donne au milieu même des souffrances. «Je vous dis cela, ajoutait-il, pour que la joie, la mienne, soit en vous et que votre joie soit parfaite» (Jn 15, 11). Au Jardin des Oliviers, le pressoir de la souffrance ne distille pas l'amertume mais l'huile d'allégresse.

Élisabeth se retrouve elle aussi à son Gethsémani. Sous le pressoir de la souffrance, aucune amertume ne sort de ses lèvres. C'est une huile douce qui coule de son cœur. L'arbre sous lequel le Christ suintait des gouttes de sang, l'olivier, était bien symbolique. Sous le pressoir, l'olivier distille son huile suave et parfumée. L'olivier ne pousse pas chez nous, malheureusement. Que de fois je l'ai contemplé en Algérie et au Maroc quand je travaillais là-bas comme coopérant ! Je me souviens encore de cet arbre torturé, entêté, aux nœuds rugueux. Il s'agrippe désespérement aux sols arides avec ténacité, fait front à l'agression des vents, à l'injure des poussières. Il y a chez lui de la démesure, quelque chose qui ressemble à la démarche de la personne qui lutte. Cet ascétisme pourrait avoir nom dignité ou personne debout. J'y retrouve Élisabeth dans l'épreuve. Elle reste debout et distille son huile d'allégresse. Au plus fort de la tempête, elle va plus loin encore. Elle invite ses sœurs à la joie : « Mes petites filles, leur dit-elle, nous allons nous réjouir. C'est un jour de joie aujourd'hui ! »

La joie n'est pas quelque chose qui s'apprend. C'est un fruit du Saint Esprit (Ga 5,22), Ce fruit parfumé ne se retrouve que dans les grandes âmes. C'est quelque chose de bien distinct de l'excitation ou du plaisir. La joie dilate le cœur et l'ouvre aux autres. Au plus dur de l'épreuve, Élisabeth trouve le courage de convoquer ses Sœurs à dépasser la dureté du temps présent pour entrer dans le paysage serein de la joie, « comme si elles voyaient l'invisible » (He 11, 27). Elle nous indique en même temps à quel niveau de vie spirituelle elle est parvenue.

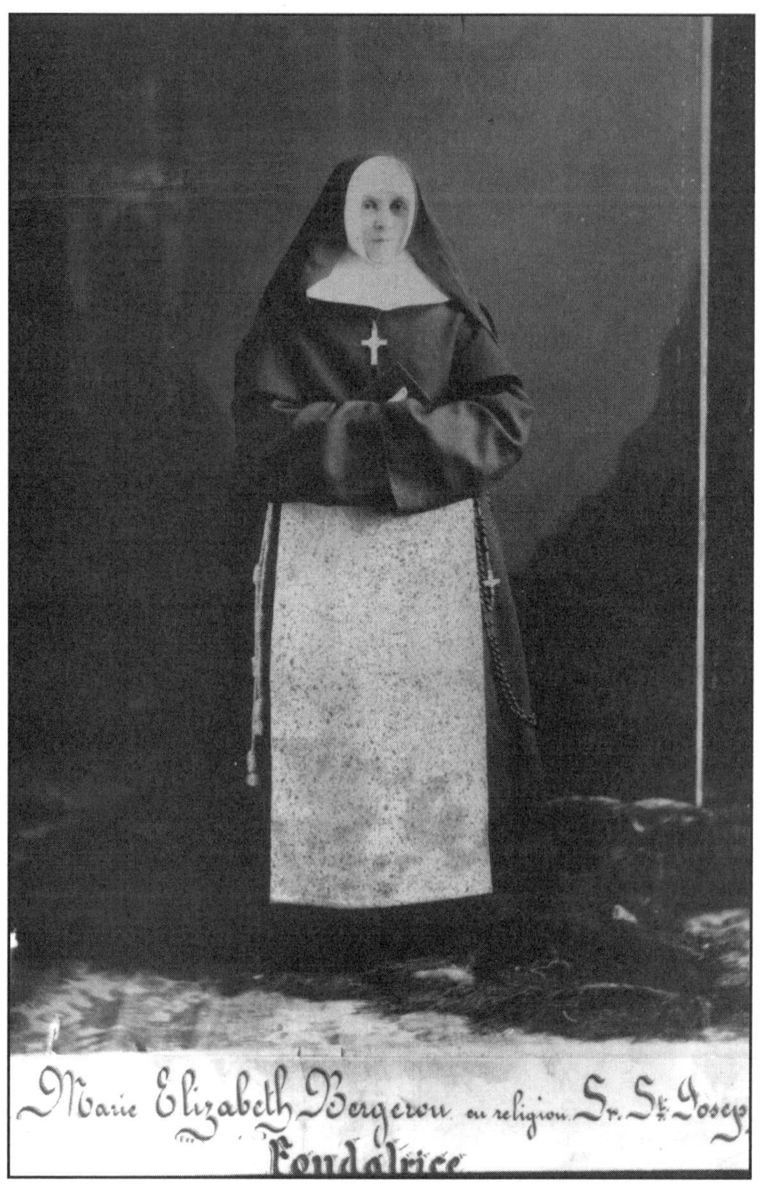

Mère Saint-Joseph, le jour de sa profession religieuse,
le 19 mars 1880.

10

Bousculades et rafales !

Malgré son jeune âge, Mère du Précieux-Sang prend les rênes du gouvernement avec courage, secondée par son assistante, aussi effacée qu'efficace. Monseigneur se rend bien compte que ses trois novices sont prêtes pour l'émission des vœux. Aussi, le 19 mars 1880, il invite Mère Fondatrice, Mère du Précieux-Sang et Sœur Saint-Hyacinthe à émettre leurs vœux perpétuels de pauvreté, de chasteté, d'obéissance et un vœu spécial tout à fait inusité dans l'Église, celui d'instruction des enfants. La cérémonie revêt un cachet spécial et les cadeaux viennent de partout. Mère Catherine-Aurélie Caouette, pour sa part, envoie un encensoir et une boîte d'encens. Dans une longue lettre, elle exprime ainsi ses sentiments :

> Je puis vous dire dans toute la simplicité de mon âme, mes chères Filles de Saint-Joseph, depuis deux ans et demi, je vous suis, pour ainsi dire du regard, et je partage de cœur toutes vos croix et vos épreuves; vos débuts me rappellent les miens, vos moments d'angoisse me rendent présents ceux que j'ai traversés moi-même avec mes trois premières compagnes, faibles et inexpérimentées comme moi. Aussi, je vous vois avec bonheur et actions de grâces, entrer dans une phase plus rassurante et plus remplie d'espérance.

Les bénédictions du ciel viennent pour ainsi dire sceller de leur sceau les humbles débuts et les dispositions profondes des Sœurs de Saint-Joseph. De plus, le dix-sept août 1880, six autres novices font à leur tour leur profession perpétuelle et deux postulantes prennent le voile. Monseigneur exulte: «Enfin, s'écrie-t-il, ma Communauté de Saint-Joseph est fondée! Neuf professes en moins d'un an! Une première mission en septembre 1880! (il s'agit de Saint-Antoine-sur-Richelieu). L'œuvre va bien! Ah! que Dieu est bon, que saint Joseph est puissant!»

Les choses allaient trop bien pour ne pas susciter l'envie du diable qui, encore une fois, intervient en vent de rafale dans la vie d'Élisabeth. Cette fois, c'est de façon très subtile qu'il se glisse sous les traits aimables d'une jeune religieuse apparemment pieuse, Rose-de-Lima Bertrand. Entrée en communauté quelques jours avant la déposition de la supérieure, Rose-de-Lima avait réussi à gagner la confiance d'Élisabeth toujours attentive aux autres. Elle avait même déjoué le flair des supérieures et avait été admise au noviciat sous le nom de Sœur Saint-François-Xavier. Cette instigatrice en arrive à jeter le trouble dans l'âme d'Élisabeth. « Vous êtes la Fondatrice, c'est votre responsabilité de continuer l'œuvre à laquelle Dieu vous a appelée. Cette destitution n'est-elle pas la preuve que Dieu vous veut ailleurs ? Vous gardez le charisme de fondatrice. Peut-être vous veut-il voir fonder un autre Institut, qui sait ?... insinue-t-elle au cœur de la pauvre Élisabeth encore désemparée. Pourquoi ne pas faire une neuvaine à saint Joseph pour éclairer cette situation. » Subtilement, Rose-de-Lima tente de gagner les autres Sœurs à sa cause en distribuant des cadeaux ici et là. Il faut dire qu'elle était entrée en communauté avec des biens ! Ses allures louches finissent par éveiller le soupçon des Sœurs. La nouvelle supérieure se rend compte qu'on est en train d'ourdir un complot.

L'affaire finit par arriver aux oreilles de l'évêque fondateur qui devine vite un autre piège du diable désireux de saper son œuvre. Il accourt aussitôt au couvent et décide de renvoyer sur-le-champ, Rose-de-Lima, l'instigatrice de ce trouble. Élisabeth, émue par ce renvoi précipité, se lève pour prendre la défense de Sœur Saint-François-Xavier. « Monseigneur, dit-elle, si Sœur Saint-François-Xavier s'en va, moi aussi je pars. L'évêque rétorque aussitôt froidement : « Vous pouvez partir, je n'ai pas besoin de vous pour fonder ma communauté. » Nul doute qu'il devait penser en lui-même : « Pour qui se prend-elle celle-là ? Veut-elle me faire céder par le chantage ? Elle apprécie trop son rôle de fondatrice... Elle n'a pas discerné les ruses de cette intrigante... Voyons voir jusqu'où elle ira ! »

Ces paroles ont l'effet d'une bombe sur Élisabeth. C'est comme « l'arrière Satan » de Jésus à Pierre. Elle voit *la pierre d'assise* qu'elle était, s'effriter en même temps que sa vocation, si longuement cherchée, s'écrouler. Sans doute, pense-t-elle aux paroles de Jésus disant aux Apôtres « Vous aussi, vous voulez me quitter ? » et au cri de saint Pierre « À qui irions-nous, Seigneur, tu as les paroles de la vie éternelle ! » Une lumière crue éblouit son esprit et balaie tous ses soupçons. Aussitôt, elle se jette à genoux et demande pardon à Monseigneur et aux Sœurs. Vivement émue, l'assistance retient son souffle et ses larmes. L'évêque lui-même reconnaît son Élisabeth des premiers jours et cache difficilement son émotion. Il bénit simplement l'humble Fondatrice et demande aux Sœurs de se retirer pour demeurer seul avec la supérieure et la Fondatrice. Rien n'a filtré de cet entretien intime. Nul doute qu'il mit en garde ses Sœurs contre les pièges astucieux du démon travesti parfois, fort habilement, en « ange de lumière. »

Après cet incident fâcheux, les choses rentrent dans l'ordre. Malgré les hauts et les bas inhérents à toute organisation, la communauté progresse. S'il faut en croire l'inspecteur Lippens, les Sœurs missionnaires de Saint-Antoine-sur-Richelieu ne s'en tirent pas si mal dans l'enseignement (à 300 $ par année pour les quatre !) En effet, il écrit :

> C'est la meilleure école modèle de ma division quant à la direction, l'enseignement et le progrès des élèves (...) ; il y a plus d'explications que de par cœur; plus de pratique que de théorie; le sens y prime sur le mot à mot; la mémoire verbale n'y est pas faussement substituée à l'intelligence (...) Il y a de l'ordre, de la vie, de l'animation, de l'émulation entre les élèves (...) la méthode, la direction suivie est bonne; et au point de vue religieux et moral, au dire de tout le monde, le bien opéré est visible.

Pas si mal pour des Sœurs qu'on accusait d'ignorance ! Je connais plusieurs écoles modernes qui se gargariseraient de recevoir pareille évaluation ! Il est bon de répéter ces paroles en un temps où les communautés religieuses sont décriées. Qui, en ces temps difficiles de notre histoire, a sacrifié confort, temps et toute sa vie pour instruire ces jeunes délaissés des campagnes ? Les hiboux modernes souffrent peut-être aussi de myopie ! Ou tout au moins d'amnésie ou de perte de mémoire historique...

Petit à petit, la renommée des Sœurs de Saint-Joseph gagne du terrain. Au lieu de les décrier, on les demande maintenant, un peu partout. Avec les nouvelles recrues qui arrivent, elles peuvent désormais ouvrir d'autres écoles, à Saint-Hyacinthe en 1882, à Saint-Dominique de Bagot 1884, à Bedford de Missisquoi en 1886, etc.

L'expansion de la communauté oblige à penser à un nouveau déménagement. Les choses s'arrangent par la petite providence de la Grande Providence, l'abbé Alphonse Gravel, alors Grand Vicaire du diocèse qui offre les 3000 $ nécessaires à l'achat de *l'Arche de Noé* décrite ainsi dans les *Annales* de la Communauté :

> Cette habitation située tout à côté de la cathédrale, égale cet édifice en longueur et mesure environ près de vingt-cinq pieds de largeur; elle porte deux étages avec mansarde et grenier. Partagée en dix logis, de six pièces chacun, nous en avons modifié trois, de manière à former, au premier étage, la cuisine, le réfectoire, la buanderie et le parloir; au second, la chapelle et la sacristie, la salle de communauté, et une toute petite salle pour l'étude des novices.
>
> En arrière est un hangar de même longueur que la maison et dont il est séparé par une cour de vingt pieds. Un grand jardin, s'étendant jusqu'à la rue Sainte-Anne, nous permettra de cultiver des légumes de toutes sortes.

Cet édifice s'appelait aussi *Le Bloc du Collège* car il avait été construit à la hâte par les Messieurs du Séminaire pour y loger les familles sinistrées de

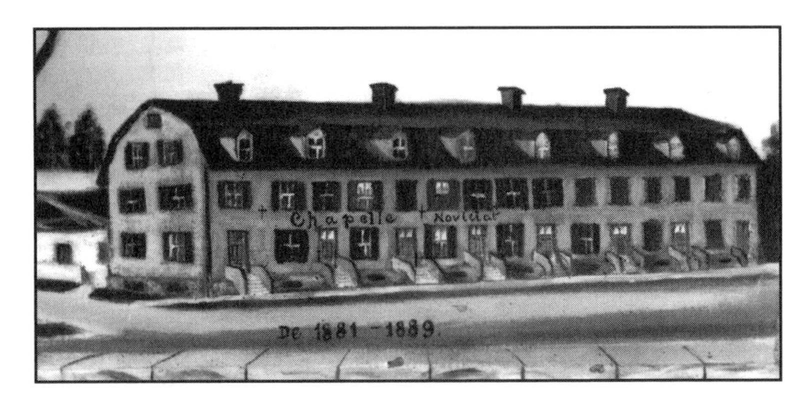

Troisième maison de l'Institut,
rue Saint-Hyacinthe (aujourd'hui, rue Hôtel-Dieu).

l'incendie de 1876. Par la suite, lors d'une inondation à *La Providence*, les gens qui avaient traversé le pont, étaient venu s'y abriter avec leurs animaux. Le nom *Arche de Noé* lui était resté.

Les choses vont leur train et Élisabeth pense qu'enfin elle peut trouver un peu d'accalmie quand un autre deuil vient soudainement frapper la communauté. Cette fois, c'est la jeune supérieure générale de vingt-trois ans, Sœur du Précieux-Sang, qu'une typhoïde emporte en quelques heures. Peu avant son décès, elle convoque Élisabeth et lui confie un secret : «Je voulais souffrir toujours, comme vous, mais je ne croyais pas me donner la mort.» Elle s'est laissée mourir par ses jeûnes, ses veilles, ses austérités, son désir de souffrances que, dans son inexpérience, elle a poussés à l'excès. Élisabeth reste ferme devant l'abattement des Sœurs. «Il ne faut pas nous désoler comme les païens, leur dit-elle (...) Nous avons deux protectrices au ciel maintenant. Elles ont vécu notre vie pendant qu'elles étaient avec nous, elles en connaissent les difficultés, elle nous aideront à les surmonter (...) Oui, l'épreuve est bien dure, et elle nous frappe en plein cœur, mais trouvons dans notre amour pour Dieu la force de nous y résigner. »

Aux funérailles, la mère de la défunte, madame Dufresne, reste inconsolable. « Ah ! si ma fille était restée chez nous, s'écrie-t-elle en larmes, elle ne serait pas morte. Elle s'est usée à force de travail, de sacrifices, de privations de toutes sortes. » Élisabeth la console de son mieux en rappelant les beaux exemples de vertus que sa fille a laissés. Mais parfois comment peut-on consoler ? L'impuissance des mots devant les voies incompréhensibles de Dieu...

Il y a de quoi ébranler la foi des religieuses, même des plus solides et avancées dans les voies spirituelles. C'est ce qui arrive à la supérieure du couvent de Saint-Antoine-sur-Richelieu qui adresse une lettre véhémente à Monseigneur Moreau. La communauté, écrit-elle, a perdu l'estime des gens, des rumeurs circulent sur sa prochaine dissolution, même les marchands de la ville ne veulent plus vendre aux Sœurs à crédit. En faut-il davantage ? Ne faut-il pas voir dans ce deuil la preuve que Dieu ne veut pas de cette Congrégation qu'il vient de punir si sévèrement ?

La réplique cinglante de l'évêque ne se fait pas attendre.

> Loin de voir un châtiment du Ciel dans ces épreuves multiples, répond-il à la supérieure

de Saint-Antoine-sur-Richelieu, j'y vois, au contraire, une marque de son amour et une bénédiction. Rappelez-vous, ma chère fille, que les œuvres de Dieu se fondent sur l'humiliation et le sacrifice.

Il cloue son observation par une remarque virulente :

> « Quand vous serez plus surnaturelle, vous estimerez les épreuves à leur vraie valeur.. »

Et il continue avec détermination :

> Aussi, loin de dissoudre votre jeune Institut, je me propose de l'ériger canoniquement le dix-neuf mars prochain et je vous convoque toutes pour ce jour de la fête de votre glorieux Patron, saint Joseph.

De fait, le dix-neuf mars 1882, tel que prévu, Monseigneur arrive au couvent et lit le mandement qui érige canoniquement l'Institut des Sœurs de Saint-Joseph de Saint-Hyacinthe. Écrit de sa main mais venant de son cœur, ce mandement reflète toute l'âme du vénéré pasteur.

Il expose d'abord les objectifs fixés pour sa communauté, relate ses origines difficiles, définit les obligations des religieuses, met en relief le patron qu'il leur a donné, saint Joseph « modèle le plus accompli de la conformité à la volonté divine », encourage les Sœurs de Saint-Joseph à obéir scrupuleusement à la Règle, « expression la plus claire et manifestation la plus authentique de cette sainte et adorable volonté » et finalement, remet devant les yeux « l'œuvre très agréable à Dieu, » la fin principale de l'Institut dont les composantes sont les suivantes : « donner aux enfants le pain de l'intelligence, apprendre les premiers éléments de notre sainte religion, façonner leurs cœurs à la piété et à la vertu, à l'amour de Dieu, diriger leurs premiers pas dans la voie du devoir et du bien. »

Puis, comme il juge les Sœurs maintenant « assez nombreuses et qu'elles se connaissent suffisamment, » il leur laisse le choix d'élire elles-mêmes leur prochaine supérieure générale. Sœur Sainte-Anne recueille les deux tiers des voix. Élisabeth, pour sa part, est réélue assistante. Le choix de la nouvelle supérieure de trente-cinq ans est judicieux. Secondée par Élisabeth qui l'appuie totalement et en qui elle a une entière confiance, Sœur Sainte-Anne gouvernera la communauté avec doigté, pendant plusieurs années. L'Institut avancera sur la voie du progrès à tous points de vue.

C'est dire que les rafales de l'Esprit ne bousculent pas toujours. Elles peuvent aussi pousser en avant, comme un bateau à voile sur une mer tranquille. L'œuvre est appelée à durer. Sans contredit, « il ne se peut concevoir rien d'aussi petit que ses commencements » mais « c'est précisément » ce qui « anime la confiance » de l'évêque fondateur. Selon lui, « L'Institut est marqué du sceau divin. » En effet, dans le cœur du futur Bienheureux, il est, à n'en point douter, l'enfant privilégié de son pontificat.

11

Comme le souffle discret en nous...

Nous sommes habitués à voir des animatrices de débats à la télévision. Pour nous, l'animatrice efficace est celle qui pose les questions pertinentes, fait le lien entre les invités et voit à ce que le débat se déroule normalement et atteigne ses objectifs. Toutefois, une animatrice c'est plus que cela. Une animatrice, oui, est celle qui donne la vie. C'est l'âme dans une discussion !

Pendant quarante-six ans, dans la communauté des Sœurs de Saint-Joseph de Saint-Hyacinthe, Élisabeth a été cette animatrice silencieuse, effacée mais combien efficace. Elle a été dans sa communauté comme le souffle discret en nous qui insuffle la vie et dont nous ne nous rendons même pas compte.

Dans les communautés du temps, la destitution d'une supérieure entraînait pratiquement son annihilation. Ainsi, par exemple, chez les Sœurs de Miséricorde, quand Rosalie Cadron-Jetté est destituée de ses fonctions par Monseigneur Bourget, la nouvelle supérieure, Mère de Chantal, ne la ménagera pas. Elle lui manquera de respect, la traitera de « tête folle, » l'humiliera à tout propos et, en fin de compte, la négligera complètement. Plusieurs Sœurs de Miséricorde ignoraient que Rosalie était la fondatrice de la communauté. Mère de Chantal s'était même arrogé ce droit. Il faudra l'intervention de Monseigneur Bourget pour remettre les pendules à l'heure.

De même chez les Sœurs de Sainte-Anne. Quand Mère Marie-Anne (Esther Blondin), destituée de ses fonctions par les intrigues de l'abbé Maréchal est renvoyée dans les caves de la communauté comme lingère, elle travaille avec des novices et se rend compte qu'elles ne savent absolument rien d'elle comme fondatrice de la communauté.

Rien de semblable pour mère Saint-Joseph. La fondatrice jouira toujours de la confiance de sa communauté. Lors de sa destitution le 12 septembre 1879, Monseigneur Moreau la nomme assistante de la nouvelle supérieure générale. Elle le sera jusqu'en 1882. De 1882 à 1891, on voit la confiance de la communauté qui réélit Élisabeth assistante. De 1891 à 1894, la communauté la choisit encore comme première conseillère; de

1894 à 1905, elle est réélue trois fois assistante; de 1905 à 1925, elle est réélue quatre fois première conseillère, sans interruption jusqu'en 1925. Elle sera effectivement l'âme de la communauté et, sans aucune gêne, signera *Mère Fondatrice.* On le voit par les lettres qu'elle dicte et adresse à ses filles pour les encourager dans leurs épreuves, dans les deuils qui frappent la jeune communauté et dans les difficultés inhérentes à tout nouveau départ. De passage dans une paroisse, on s'informe un jour sur son identité. Élisabeth répond tout bonnement: «Je suis la fondatrice.» La supérieure qu'elle accompagne, la reprend au retour et lui dit que c'est de l'orgueil de parler ainsi. Je ne connais pas la réponse d'Élisabeth. En tout cas, elle aurait pu répondre comme Thérèse d'Avila: «L'humilité, c'est la vérité.» Chose certaine, la remarque de la supérieure n'a pas dû la déranger beaucoup. Elle connaissait son rôle et disait à qui voulait l'entendre: «Je ne suis qu'un instrument de Dieu, voilà tout.»

Le bon sens montre qu'elle avait d'ailleurs raison. On la consulte pour tout. Quand il s'agit de construction, elle a toujours son mot à dire. En 1887, par exemple, il faut se rendre à l'évidence, le couvent est devenu trop exigu. À l'automne, des pourparlers s'engagent pour l'achat d'un terrain sur la rue Raymond et la construction d'un nouveau bâtiment... sans argent. Des objections surgissent de toutes parts: malentendus à propos du tracé des rues, critiques du clergé à l'endroit de Monseigneur Moreau, etc. On reproche à l'évêque surtout son imprudence de vouloir bâtir sans un sou. Le prélat reste ferme dans sa décision. D'un ton décidé, il répond à l'un de ses prêtres : «Je n'ai pas d'argent, il est vrai, mais comme sainte Thérèse, avec un sou et saint Joseph, je réussirai.» Aidée par les prières et les sacrifices de la communauté et d'Élisabeth qui récite chaque jour les prières des Sept Allégresses et des Sept Douleurs de saint Joseph, les bras en croix, la foi intrépide du bon Monseigneur Moreau finit par avoir gain de cause. Le cinq septembre suivant, tout est prêt et les Sœurs aménagent dans leur nouvelle maison mère construite en brique. Une belle maison de 85 pieds de long

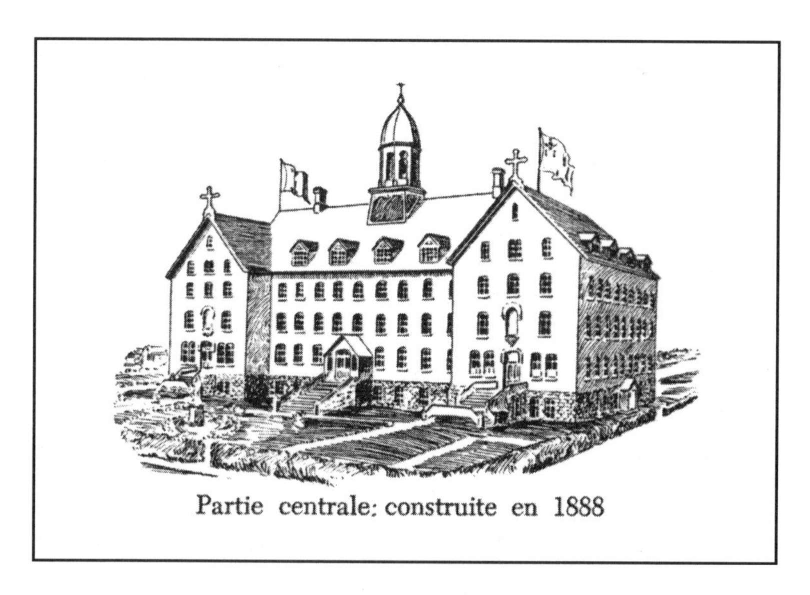
Partie centrale: construite en 1888

Quatrième maison de l'Institut.
partie centrale : construite en 1888
aile droite : construite en 1897
aile gauche : construite en 1901

sur 55 de large, de quatre étages avec sous-sol et grenier. Comment un si petit grain de sénevé est-il devenu un grand arbre en si peu de temps?

Une chose préoccupe sans cesse l'esprit d'Élisabeth, la survie de la communauté et la nécessité de préparer les vocations. Elle est d'ailleurs douée d'une grande lucidité et d'un flair surnaturel spécial pour détecter les vraies vocations. Pour cela aussi, on la consulte. Une religieuse de 75 ans, Sœur Imelda Gaudette, aime à raconter la visite de Mère Fondatrice dans sa classe à Sainte-Victoire, au temps de sa jeunesse. «J'avais sept ans, dit-elle, lorsque Mère Fondatrice vint visiter ma classe. Elle me regarda et dit à la Mère supérieure qu'elle accompagnait: «Ma Mère, cette petite fille va faire une religieuse.» Ce qui arriva de fait. Une autre, Sœur Thérèse Berthiaume, s'entendit dire alors qu'on la présentait: «Prenez bien soin de cette petite, elle sera religieuse un jour.»

Cette prescience s'apparente sans nul doute au don de prédiction de l'avenir. Il est bien difficile d'expliquer ces faits autrement. Convaincue de l'importance des vocations pour la survie de la communauté, Élisabeth invite sans cesse les Sœurs à prier le Maître de la moisson d'envoyer des postulantes «sinon les enfants n'auront pas de pain» leur répète-elle. Consciente dans le pouvoir du grand pourvoyeur, son patron, elle suspend une poupée vêtue en postulante au cou de la statue de Saint Joseph et ose proposer la création d'un Juvénat pour les vocations. L'idée plaît à

Monseigneur Moreau mais la construction du couvent est à peine achevée...

Encore de l'argent ! On demande des Sœurs un peu partout. Il manque de Sœurs pour répondre à tous ces besoins. Alors, la supérieure en avertit Élisabeth et lui demande de prier saint Joseph de lui envoyer des sujets. « Nous sommes fondées pour instruire les enfants. Vous voulez que nos écoles aillent bien mais nous n'avons pas de sujets. » Mère Saint-Joseph répond : « Ma Mère, je vais à la chapelle dire votre plainte au Seigneur. » Tout obéissante, Élisabeth se rend aussitôt à la chapelle et revient plus tard, en disant : « Saint Joseph vous fait dire de bâtir. Quand vous aurez de la place pour les recevoir, il vous enverra des sujets. » Sur les entrefaites, un certain curé, le chanoine O'Donnell, songe à se retirer. Il offre l'argent nécessaire à la construction du bâtiment à condition d'y avoir ses appartements pour finir ses jours. Grâce à cet apport, l'annexe est prête à l'été 1897 ! À la rentrée, quarante-deux jeunes filles se présentent. Presque toutes ont persévéré. Voilà comment saint Joseph s'occupe de ses affaires ! Remarquons aussi la simplicité d'Élisabeth dans sa façon de communiquer avec le saint pourvoyeur. Elle se fait volontiers courroie de transmission spirituelle pour les vocations.

Élisabeth est là non seulement pour recruter des sujets mais aussi pour préserver les vocations dans la communauté. Qu'on se rappelle l'histoire de cette religieuse trop dévouée aux malades. Apprenant que son « petit ami » d'autrefois est hospitalisé, elle demande l'autorisation de le visiter invoquant le combien délicieux prétexte de «gagner des indulgences» Élisabeth devine la flamme pas complètement éteinte dans ce jeune cœur et conseille sagement à l'ardente religieuse de s'abstenir de cette visite. «C'est, lui dit-elle, une autre manière de plaire à Dieu et probablement aussi riche en indulgences.»

Élisabeth savait très bien, parce qu'elle avait traîné l'aile toute sa vie, qu'on peut vivre en communauté avec une frêle santé. Elle avait goûté au refus amer de plusieurs congrégations pour cette raison. Aussi tente-t-elle de protéger les Sœurs chancelantes de santé. Une novice, Sœur Irène Héneault, l'aborde un jour et lui explique son intention de quitter l'Institut à cause de sa santé débile. Élisabeth riposte: «Vous voulez partir parce que votre santé est chancelante. Non, non, vous ne partirez pas. Les *pots fêlés*, on s'en sert avec précaution.» Cette Sœur devait aller fonder par la suite une mission au Lesotho et mourir à l'âge respectable de 86 ans.

Grâce à l'intuition surnaturelle d'Élisabeth et à la ferveur de ses Sœurs, la renommée de l'Institut s'étend de paroisse en paroisse et plus loin encore. On les demande un peu partout. En 1900, l'archevêque de Saint-Boniface, Monseigneur Adélard Langevin, vient solliciter leurs services pour l'école de Lorette au Manitoba et pour la réserve indienne du Lac Croche en Saskatchewan. Élisabeth trouve le courage de remercier le Ciel d'un tel choix, même si elle appréhende les difficultés de la séparation de ses filles missionnaires. Mais il s'agit d'aller porter la lumière du Christ au loin. Les premières missionnaires de la communauté ! Qui aurait pu imaginer que cela viendrait si vite ? Puisque Monseigneur le veut, Dieu le veut. Et elle se plonge dans la prière pour demander les lumières du Saint-Esprit sur le choix des élues.

Peu de temps après, Monseigneur Moreau sent décliner ses forces. Chaque jour Élisabeth lui rend visite, accompagnée de quelques Sœurs. À l'une de ses visites de la mi-mai, il leur demande de ne plus prier pour son rétablissement. « J'ai hâte d'aller voir le bon Dieu, leur dit-il ; que vos prières ne me retiennent point sur la terre ; ma carrière est finie. Au ciel, je vous aiderai ! » Une autre fois, Élisabeth lui demande s'il n'a pas un conseil quelconque à donner à ses filles avant le grand départ. L'aimable Père Fondateur lui répond : « Non, ma fille, tout ce que j'ai eu à vous dire, je vous l'ai dit bien des fois. Toutes mes volontés sont comprises dans vos Règles. Observez-les bien, soyez de bonnes, ferventes religieuses, des religieuses obéissantes, respectueuses envers l'Autorité, et vous accomplirez mes désirs, je serai content de vous. » Quelques jours plus tard, à la visite d'autres Sœurs envoyées par Élisabeth recueillir des nouvelles de sa santé, l'auguste malade les bénit et ajoute : « À mon entrée au ciel, je présenterai la communauté que j'ai fondée au Dieu des miséricordes pour qu'il ait pitié de moi, » indiquant par là combien il comptait sur la puissance des prières des Sœurs. Enfin, à la dernière visite de la supérieure, il murmure d'une voix affaiblie : « Dites bien à mes filles, à toutes mes filles, qu'elles demandent à saint Joseph de m'assister à mes derniers moments, car je vais mourir. Qu'elles ne se désolent pas, je pars, mais le bon Dieu veille sur elles et leur puissant patron les protégera toujours si elles sont humbles et obéissantes. Je vous bénis de nouveau, ma chère Mère, vous et toutes mes filles que je n'oublierai pas dans l'éternité. »

C'est encore à Élisabeth qu'incombe le triste devoir d'annoncer la mort du Père Fondateur aux Sœurs réunies à la salle de communauté, le soir du vingt-quatre mai 1901. Malgré la douleur qui l'étreint, elle trouve les paroles surnaturelles pour les réconforter et les inviter à voir la main de Dieu dans cette épreuve. Elle leur rappelle que ses enseignements restent et que la meilleure manière de prouver sa reconnaissance au Père Fondateur est de les mettre en pratique. De fait, Monseigneur Moreau reste bien présent parmi les Sœurs et dans la mémoire d'Élisabeth qui le rappelle continuellement à ses filles.

La vie continue et, malgré le départ de Monseigneur Moreau, les Sœurs tâchent de vivre de l'esprit d'audace et de courage qu'il leur a légué. Les projets leur viennent d'ailleurs de partout. En 1929, Élisabeth voit avec grande joie s'élever la chapelle dont elle avait tant rêvé. Au soir de cette fête, elle balbutie ses remerciements dans l'intimité : « Mes petites Filles, je puis dire maintenant mon *nunc dimittis*, car le temple dont j'avais rêvé en l'honneur de notre bon Père saint Joseph, je l'ai vu s'élever. Ah ! qu'il est bon, le bon Dieu, de nous avoir donné les ressources nécessaires à cette construction ! Que notre vie fervente soit la plus sincère expression de notre reconnaissance ! »

Malgré sa précaire santé, Élisabeth accompagne toujours la supérieure générale dans la visite des missions. Pour elle, c'est une occasion de resserrer les liens qui l'unissent à ses filles et de leur prodiguer ses conseils. Elle fait ainsi huit fois la visite des missions au Québec. Dans le temps, voyager n'était pas de tout repos. Les moyens de transport n'offraient pas le confort que nous trouvons aujourd'hui. La longueur des trajets ajoutait à la fatigue. Ainsi, au début du siècle, en 1911, elle accompagne la supérieure dans l'Ouest, à Lorette au Manitoba et au Lac Croche en Saskatchewan. Pour les Sœurs missionnaires, le rayonnement du visage de leur fondatrice vaut mille discours. Toutes se pressent autour d'elle. À chacune, elle apporte des paroles d'encouragement; elle visite les élèves gagnés par le charme de son sourire et par son affabilité. Elle s'intéresse aussi aux plus petits problèmes, prodigue sourires et promesses d'appui de ses prières. C'est l'Assistante aimée, écoutée, respectée. Cette visite est un grand réconfort pour les Sœurs missionnaires. Les supérieures le savent bien. Elles ne peuvent priver les Sœurs de la joie de sa présence. Elle fera par deux fois la visite des missions de l'Ouest.

À son retour du deuxième voyage dans l'Ouest, Mère Saint-Joseph sent le poids des ans s'appesantir sur elle. À ce moment, vu son grand âge, elle demande à la supérieure générale d'accepter sa démission : «Je ne suis plus bonne à rien, lui dit-elle, mettez-moi dans un coin.» «Vous devriez plutôt couper dans les activités matérielles», lui répond celle-ci ! Contre son gré, la supérieure accepte néanmoins sa démission et la nomme à la couture «parce qu'elle veut à tout prix travailler.» On lui donne une chambre exposée au soleil où elle peut se retirer pour prier et travailler. Mais la plupart du temps, on la retrouve à travailler dans la salle commune. «Je veux être là où le devoir m'appelle, tant que je pourrai marcher.» répète-t-elle souvent. Si Benoît XIV se disait prêt à canoniser de son vivant un novice parfait observateur de sa Règle, qu'aurait-il pu dire d'Élisabeth qu'on surnommait «la Règle vivante» ?

Chère Élisabeth, aucun travail ne lui répugne. On la voit coudre, raccommoder, repriser, détirer la laine, rafraîchir les paillasses, rateler le jardin, cueillir les fruits, planter, transplanter, arroser, sarcler, peler le légumes, pousser la brouette, arracher les patates à la ferme, ourler les voiles et

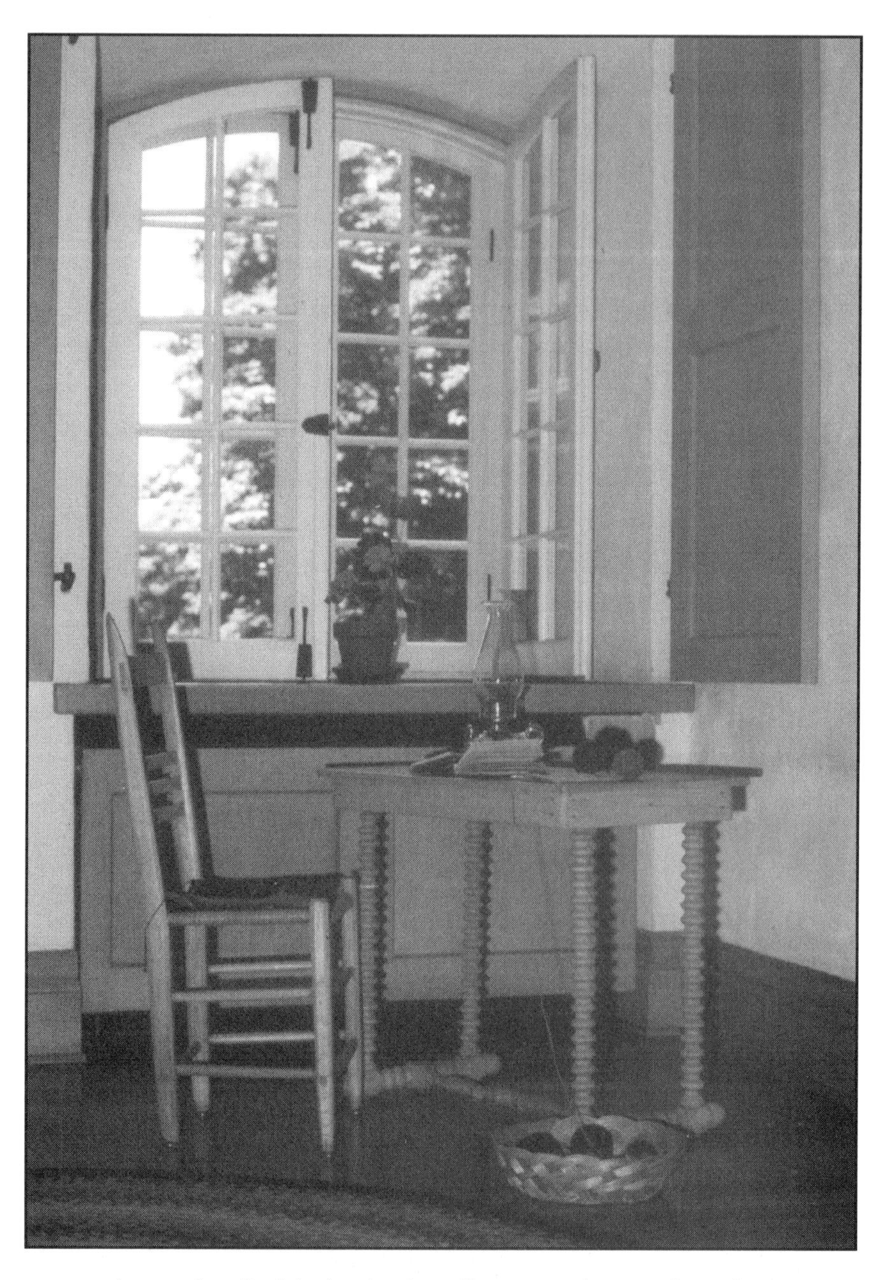

« Je veux être là où le devoir m'appelle tant que je pourrai marcher. »
Objets authentiques ayant servi à mère Saint-Joseph.

les scapulaires des futures professes, bref, elle est «à la tête des besognes les plus onéreuses». Une Sœur qui l'a bien connue pendant cette période, Sœur Irène Hénault, avoue «qu'elle préférait les tâches les plus humbles et les plus modestes.» Elle aimait particulièrement orner la statue de saint Joseph. On ne peut sûrement pas l'accuser d'oisiveté. Déchargée des tâches administratives, elle n'est pas pour autant oisive. Dans son livre de prières jauni par l'usage, on trouve les règlements de la confrérie de saint Thomas d'Aquin. «Surveillez vos moindres actions, y lit-on. Le jour où vous aurez tout abandonné, Dieu seul vous suffira. La mollesse nuit à l'amour de Dieu.» Pour sa part, Élisabeth veut travailler encore et encore. Ainsi pendant les épidémies qui s'abattent sur la communauté — typhus, influenza, grippe espagnole, petite vérole — elle se constitue infirmière de nuit pour permettre aux Sœurs de se reposer. Elle se lève la nuit pour attiser le feu, va de lit en lit porter les médicaments aux malades, encourage chacune d'elles par de bonnes paroles, s'occupe particulièrement des incurables et de celles qui se découragent. Un jour, elle visite une Sœur atteinte d'un érysipèle au visage. Nullement craintive de la contagion, elle s'approche d'elle avec bonté et lui dit: «Ma petite Sœur, c'est pendant la maladie que le démon fait des siennes, il essaie de nous arracher au bon Dieu par le découragement surtout. Vous serez forte contre lui si vous priez. Dites souvent votre chapelet.» Élisabeth nous révèle ici la source de sa force dans les épreuves : la prière, surtout celle à la Vierge Marie. À une autre, Sœur Antoinette Laplante, souffrante de l'influenza et qui pleure de se voir clouée au lit et réduite à l'impuissance, elle dit : « Ne vous en faites pas, ma Sœur. Vous n'êtes pas un membre inutile dans la maison du Seigneur. Cessez de broyer du noir. Croyez-moi, vous serez heureuse si vous ne vous occupez plus des qu'en-dira-t-on ! » Elle aime fréquenter les Sœurs tuberculeuses, les plus délaissées, évidemment et pour cause. Mère Saint-Luc, la supérieure générale, ne le voit pas du même œil. Elle s'inquiète à bon droit pour la santé de la fondatrice. « Mais ces pauvre Sœurs ! » de répondre Mère Saint-Joseph... « Ces pauvres Sœurs, elles sont bien traitées, de reprendre la supérieure. S'il y a un bon morceau dans la maison, il est pour elles. » Élisabeth a compris. Pour elle, l'obéissance prime avant tout. Elle se soumet avec la simplicité d'un enfant. Pas de duplicité chez elle. La franchise perce dans sa réponse où elle laisse entendre cependant que c'est uniquement la voix de sa supérieure qu'elle écoute et non son bon cœur à elle. « C'est bien, mère supérieure, puisque c'est votre désir, je n'irai plus. » Il faut bien que je pratique ce que j'ai si souvent enseigné » se dit-elle en elle-même. « Les supérieures peuvent se tromper, mais nous ne nous trompons pas en obéissant. »

Également encore pour ménager ses Sœurs, elle se tient volontiers avec les Sœurs moins douées ou de caractère difficile. C'est le cas pour une Sœur reconnue pour son caractère acariâtre et revêche. On accuse alors Élisabeth d'amitié particulière à l'endroit de cette Sœur ! On avait accusé Thérèse de l'Enfant-Jésus aussi de la même prédilection pour Sœur Saint-Pierre à qui elle accordait *son plus beau sourire* après avoir rendu les services le plus difficiles à cette Sœur infirme. Thérèse le sait, cette pauvre Sœur souffre non seulement de sa paralysie mais aussi de son propre caractère. Non seulement, elle l'aide à descendre au réfectoire dès que Sœur Saint-Pierre secoue son sablier, à six heures moins dix tapant, mais elle la conduit le plus doucement possible et, avant de la laisser, elle lui décoche « *son plus beau sourire.* » Les saints ne sont pas toujours allés au supplice de gaieté de cœur. Il leur fallait faire des efforts mais ils savaient les surmonter avec courage.

Élisabeth agit de la même façon. Pour sauvegarder la paix dans cette communauté de femmes qu'elle avait fondée, sachant que partout où il y a des femmes — pour parodier un aphorisme — de la « femmerie » peut se glisser, elle prend le plus difficile sur elle et passe le plus de temps possible avec cette Sœur acariâtre pour éviter une corvée aux autres. Comme la petite Thérèse. Sa présence affable et réservée vaut tout un sermon.

Infiniment douce envers toutes, toujours disponible, priant sans cesse pour les siennes, d'une simplicité désarmante, d'une humeur toujours égale, Élisabeth continue son apostolat discret de charme exquis, tel un ange de bonté souriante. Une Sœur qui l'a bien connue, Sœur Amélia

Boisvert, avoue : « Je ne l'ai jamais entendu dire une parole plus haute que l'autre. » Sa charité enveloppe toutes celles qu'elle rencontre. Son amour de Dieu la pousse vers les autres ou plutôt, son amour des autres met en relief son amour de Dieu. C'est pourquoi elle ne peut pas comprendre que des Sœurs puissent manquer de bonté envers les enfants. Un jour, elle a beaucoup de peine lorsqu'elle se rend compte qu'une Sœur, débordée par le trop grand nombre de pauvres qui attendent à la porte de la cuisine, se voit réduite à appeler la police pour libérer l'espace.

Élisabeth ne sépare pas l'amour des autres de l'amour de Dieu. Elle fascine les Sœurs qui l'entourent par son égalité d'humeur, son sourire constant, sa démarche calme. On se demande si elle n'est pas un vivant reflet de la bonté de Dieu car elle agit avec tant d'aisance, de bonhomie et de naturel qu'elle facilite les contacts et les ouvertures de cœur. Chacune peut l'approcher sans gêne. Elle n'est pas non plus dépourvue d'humour fin. Elle sait rire et de bon cœur. Au cinquantième anniversaire de la communauté, par exemple, on parle des places réservées à la table des invités d'honneur. « Qu'allez-vous faire, ma Mère, à cette table d'honneur parmi tous ces dignitaires ? » lui demande une jeune Sœur intriguée. La réponse fuse, cristalline : « Je vais manger comme les autres, ma Sœur ! » De même, quand on lui demande comment elles ont été accueillies dans l'Ouest, elle répond vivement faisant allusion aux paillasses remplies de bestioles affamées : « Très bien, très bien, même les puces nous attendaient!» Il est réconfortant de voir les saints proches des réalités quotidiennes et capables de les assumer en toute simplicité.

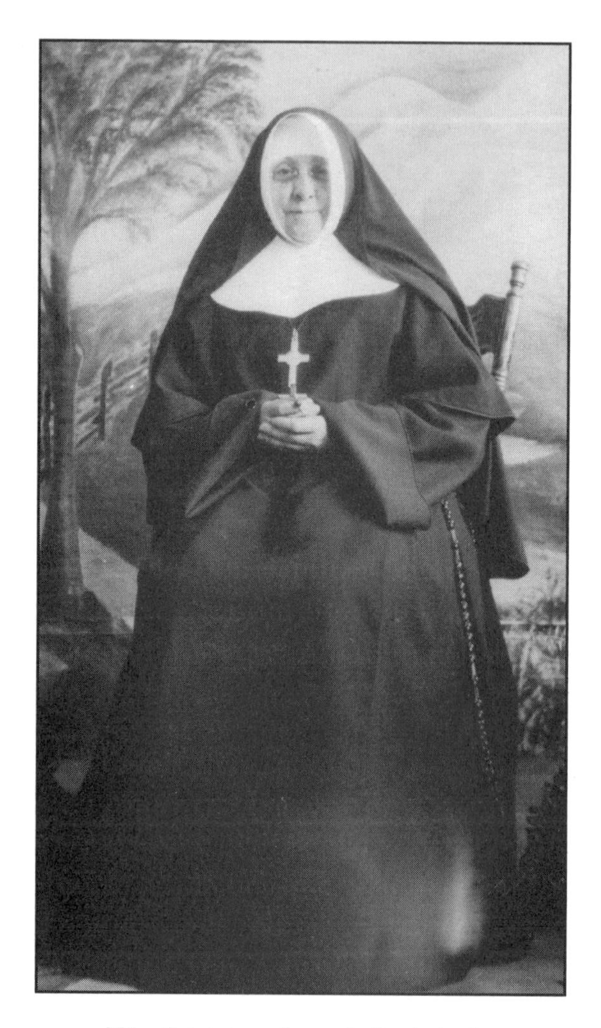

Mère Saint-Joseph vers la fin de la vie.

12

Crépuscule

La santé d'Élisabeth n'a jamais été solide. À quatre reprises, elle avait alarmé la communauté qui voulait la conserver et la considérait comme une relique vivante. En 1934, elle échappe une autre fois aux griffes de la mort. En septembre, elle se sent assez en forme pour faire son pèlerinage à l'Oratoire Saint-Joseph. Malheureusement, nous n'avons pas le récit de ses entretiens avec son saint patron. Pas davantage de son entrevue avec le Frère André, parent avec elle d'ailleurs, au sixième degré par leurs ancêtres communs, Jean-Jacques Goguet (Goyette) et Catherine Foisy. Nul doute qu'ils prièrent ensemble et se racontèrent les bienfaits de leur ami et bienfaiteur commun.

En novembre de la même année, sur son conseil, la supérieure générale obtient l'autorisation de garder la présence réelle dans les oratoires des couvents. Élisabeth tressaille d'allégresse. «Que le bon Dieu est donc bon, dit-elle de venir habiter sous le toit de nos petites maisons!» Depuis cette autorisation, les *Annales* de la communauté parlent de ses longues visites à la chapelle :

> Notre chère Mère entre à la chapelle à neuf heures et elle en sort à onze heures. Elle est vraiment Moïse sur la montagne tandis que ses filles combattent dans la plaine.

Ses longs entretiens avec le Seigneur ne la coupent pas de ses Sœurs. Elle entretient une correspondance suivie avec les Sœurs éloignées qui lui demandent un mot. Elle ne cesse de leur répéter : «Aimez beaucoup le bon Dieu car il est si bon!» Et aux Sœurs de Saskatchewan, c'est comme une obsession, la même que le vieux saint Jean : «Aimez le bon Dieu et aimez-vous bien le unes les autres pour l'amour de Lui.» Elle reprend les mêmes propos dans une lettre aux missionnaires :

> Plus je vieillis, leur écrit-elle par une Sœur, plus je goûte ces paroles de l'Apôtre de la dilection : «Mes petits enfants, aimez-vous les uns les autres; la marque à laquelle on reconnaîtra que vous êtes mes disciples, c'est l'amour que vous aurez le unes pour les autres.» Ces vœux de l'Apôtre, je les fais miens pour répondre aux vôtres ainsi qu'aux

témoignages de respect, de reconnaissance que vous me témoignez et aux présents que vous y joignez encore. Je vous dis donc : Mes bien-aimées Filles en Notre-Seigneur, aimez-vous les unes les autres, que la divine charité soit le lien qui unisse vos cœurs. C'est en cela que réside la plénitude ou le comble de l'amour dû à Dieu.

La dilection, c'est justement la douceur de l'amour, la douceur des fruits parvenus à leur maturité. Les fruits de douceur, de bonté, de sourire constant dans le jardin du cœur d'Élisabeth ne sont que la conséquence de ses semailles et des durs travaux d'une longue vie. Ils n'ont pas germé spontanément.

Élisabeth en est à l'automne de sa vie, la saison de la maturité. Elle a maintenant le temps de se laisser dorer aux soleils de l'amour divin en passant des heures sous ses rayons à la chapelle.

Or, quand peut-on dire qu'un fruit est mûr ? On peut risquer une réponse en disant : lorsqu'il a traversé harmonieusement toutes les saisons de l'année. Nous le savons, une gelée d'avril peut détruire une récolte de pommes. Qui d'entre nous n'a pas vu à la télé ces champs d'oranges de Floride, ravagés par une gelée de printemps ! Le fruit mûr est le résultat de longs efforts de la part du jardinier : préparation des labours, semences, lente germination, ardeurs du soleil, sarclage, arrosage, etc. Il n'y a jamais de maturité spontanée.

Élisabeth, elle aussi, a su traverser toutes les saisons de la vie en gardant son équilibre. Elle a connu les gelées froides des débuts de sa fondation, les bourrasques tumultueuses des deuils qui arrachent les branches, les vents piquants de la critique et des calomnies, le labour de sa destitution, le sarclage de Monseigneur Moreau ou de l'aumônier Bernard, le pic ardu de la suspicion. En dépit de tout, elle a tenu bon. L'expérience l'a mûrie. Avec les années, cette sagesse est maintenant axée sur les valeurs durables qu'elle a su cultiver dans son âme. C'est pourquoi, on la voit maintenant presque toujours entourée d'une flopée de jeunes Sœurs qui accourent vers elle. Que cherchent-elles auprès de cette vieille Sœur sinon ces valeurs stables qu'elles s'attendent de trouver chez cette ancienne dont la maturité donne ses fruits.

Le fruit vert, on le sait, est dur et rêche, difficile à détacher de la branche. Au contraire, le fruit mûr est tendre au goûter. Sa pulpe est onctueuse, sa chair, tendre. Il est perméable à la lumière parce qu'il s'est laissé imprégner de soleil. Il est plein de vitamines, prêt à se donner. « Le temps, disait un sage, ne bonifie que les vins de qualité. » Or, pour savoir se donner avec tendresse, il faut avoir été bons. Le contraire de la tendresse, nous le savons que trop, c'est la dureté. Comme il est désolant de rencontrer parfois des personnes âgées repliées sur elles-mêmes, exigeantes et acariâtres. Qui aime les pommes vertes et acides?

Quelle différence avec les pommes tendres et juteuses ! Pourquoi les jeunes Sœurs cherchent-elles tant la compagnie de la vieille Élisabeth ? Justement parce qu'elle incarne cette tendresse et cette générosité des fruits mûrs qui se donnent. Elle est tout imprégnée du soleil du bon Dieu. Elle le reflète dans son opacité.

L'automne est aussi la saison du détachement. Le fruit tombe de la branche facilement. Il se détache du tronc pour retourner au sol. Montaigne disait à peu près ceci : « Quand le grain est vert, il pointe vers le ciel, mais il est vide. Quand il est mûr, il penche vers le sol d'où il est tiré, car il est plein ». L'humilité a la même racine que l'humus, la terre d'où nous sommes tirés. Cette vertu a toujours caractérisé Élisabeth. Dix jours avant sa mort, elle prouve une fois de plus sa grande humilité. L'évêque du temps, Monseigneur Fabien-Zoël Decelles, décide de changer l'aumônier. À cette occasion, il s'adresse à la communauté et lui fait de vifs reproches. Il rappelle tout ce qu'ils avaient eu à endurer, lui et l'aumonier : manigances, lettres anonymes, placotage sur son compte et cancans de Sœurs difficiles à contenter. Élisabeth pose alors un geste que son grand âge rend encore plus admirable. La vénérable octogénaire s'agenouille et demande pardon au nom de la communauté de la peine que les Sœurs ont pu lui causer. Interloqué, l'aumônier se lève, l'aide à se relever et la reconduit à sa chaise. Ce geste pacifie la communauté et montre que, jusqu'à la fin, elle se considérait responsable de cette communauté, autant dans le bien que dans le mal. Après sa mort, Monseigneur obligera le conseil à démissionner et la paix reviendra dans la communauté.

Élisabeth ne s'agrippe pas désespérément à ce qui passe. Elle répète continuellement à ses Sœurs : « Ne me retenez pas, je veux aller chez le bon Dieu. Je vous aime bien mais j'aime encore plus le bon Dieu. » Ponctuelle et régulière, Élisabeth se fait encore un point d'honneur de suivre tous les exercices de la communauté. Le 22 avril 1936, elle est assise comme d'habitude dans sa grande chaise lorsqu'un frisson la saisit. Une pneumonie se déclare. Le médecin, alerté, prescrit le repos complet. Elle ne pourra plus désormais assister à la messe. Lorsque la supérieure générale la visite, elle s'enquiert en la taquinant : « Mais qu'avez-vous fait pour prendre ce vilain rhume » ? Élisabeth répond avec une pointe d'humour : « Je l'ai reçu gratuitement. Mais vous savez, je n'ai pas de mérite à souffrir puisque les infirmières me soignent très bien. Ce qui me chagrine le plus c'est de ne pouvoir participer à l'Eucharistie. C'est là que je fais provision de force pour résister au démon. » Jusqu'à la fin, Élisabeth craint encore comme la peste ce vilain chien noir qui avait tenté de l'écarter de la Communion avant la fondation de son Institut. Pour elle, l'Eucharistie était le pain de force pour le voyage de la vie.

Le 26 avril, tout semble normal. Rien ne laisse prévoir sa fin prochaine. Vers les trois heures de l'après-midi, indubitablement poussée par une intuition surnaturelle de discernement des esprits, elle demande à la supérieure de réciter les prières des agonisants. Comme elle manifeste le désir de recevoir l'onction des malades, on demande l'avis du docteur Jean Morin qui consent en disant d'un air taquin. «Ça ne lui fera pas tort. Elle a quand même de l'âge...»

Assise dans son lit, les mains jointes, les yeux fixés sur le crucifix, elle répond d'une voix forte à toutes les prières. La paix de son visage frappe les assistants.

Le 28, elle exprime le désir de laisser un testament spirituel. C'est comme une projection ou un résumé de sa propre vie. Elle recommande à ses filles de garder un esprit de simplicité, d'humilité et de concorde. Exactement ce que voulait Monseigneur Moreau. Elle précise entre deux souffles : «Supportez vos défauts; aimez la vie commune; servez le bon Dieu avec amour et vous serez de saintes religieuses. L'obéissance basée sur l'humilité, voilà ce qui maintient la vie religieuse fervente et rend heureuses celles qui la pratiquent. Mes Filles, n'ayez pas de volonté propre et la vie religieuse sera toujours pour vous un paradis anticipé.» De multiples avertissements du genre prouveront a posteriori qu'elle savait ce qui s'en venait. Ainsi, aux Sœurs qui la visitent, elle assure : «Je pressens que je vais mourir.» À une Sœur qui veut apporter de ses nouvelles à sa sœur Clarisse, elle répond : «Dites-lui que je ne vais pas mieux.» Quand on lui apprend qu'une Sœur déposée au charnier, vient d'être enterrée, elle ajoute : « Bientôt, ce sera moi. » À une autre Sœur de passage qui s'en va prier à la chapelle et qui lui demande si elle peut faire quelque chose pour elle, Élisabeth donne le message suivant : « Vous direz à Notre Seigneur : Celle que vous aimez est malade et vous le remercierez de toutes les grâces qu'il m'a accordées. » À une autre qui lui demande si on peut réciter l'Acte de consécration à Marie, Reine des cœurs, elle répond : « Oh ! oui, et tout de suite. » Pourquoi cette promptitude si elle n'était pas certaine de l'imminence de son décès et de la brièveté du temps qui lui reste ? Et elle unit sa voix à celle de la religieuse.

Le soir du 28, la supérieure générale vient lui rendre visite avant le coucher règlementaire et le grand silence. Élisabeth l'accueille toute sereine, avec son sourire naturel et lui dit : « Demain, c'est la fête de notre bon saint Joseph, qu'il vienne me chercher, si toutefois le bon Dieu le veut. » Lucide jusqu'à la fin, elle trouve encore la force de s'abandonner au bon plaisir divin sous la bonne garde de son saint patron ! Une demi-heure plus tard, le médecin constate une pneumonie double et prescrit un nouveau médicament.

À peine a-t-il quitté la chambre que la malade se sent envahie d'une grande frayeur. On sait qu'aux derniers moments, le diable se tient près, comme le bon ange d'ailleurs. C'est le dernier combat du « Qui l'emportera ? » On pense, par exemple, à la mort de saint Martin. Juste avant de rendre l'âme, il voit le démon près de lui et s'écrie tout angoissé : « Pourquoi restes-tu là, bête cruelle ? Tu ne peux rien attendre de moi, maudit; le sein d'Abraham va me recevoir ! » Monseigneur Moreau avait aussi demandé aux Sœurs de prier saint Joseph de l'aider à bien mourir.

Élisabeth n'y échappe pas. Son chien noir revient à la charge. Alors, tout affolée elle s'écrie : «J'ai peur. Bon saint Joseph, enlevez-moi ces craintes ! » Le bon saint Joseph, patron de la bonne mort, n'oublie pas sa fidèle servante. Il accourt aussitôt. Sous quelle forme me demandez-vous ? Personne ne peut le préciser. Élisabeth est partie avec son secret. Chose certaine, il vient et lui apporte la certitude et le calme. C'est pourquoi, elle continue dans un souffle entrecoupé : « Oh ! il vient. J'ai moins peur. Je suis rassurée. Merci ! C'était peut-être le diable qui m'envoyait ces frayeurs pour me faire rompre le silence ? Qu'il s'en aille, c'est fini, je ne parle plus. »

De fait, elle ne parlera plus. Elle se replonge dans le grand silence, prélude du silence glacial de la mort. Son âme est toute à la reconnaissance envers saint Joseph qui vient de lui rendre la sérénité du cœur et l'abandon. Vers minuit, l'infirmière constate son pouls irrégulier et sa respiration difficile. Elle alerte la communauté qui se réunit promptement autour du lit de la malade et dans les corridors. Chacune tente de se souvenir de tous ses bons conseils et de son affabilité. À deux heures et dix minutes du matin, tout est fini. « Le jour vient de poindre et l'étoile du matin s'est levée dans son cœur » (2 Pe 1, 19). L'âme d'Élisabeth est dans la clarté éblouissante de Dieu en la fête liturgique d'alors, le Patronage de saint Joseph. Elle comptait quatre-vingt-quatre ans et onze mois.

La nouvelle de son décès courut dans la ville. Un mot sortait de toutes les bouches : « On vient de perdre une sainte ! » Le corps fut exposé en chapelle ardente pendant deux jours. Chacun tentait de couper ses vêtements pour s'en faire des reliques. Le service funèbre fut célébré le deux mai. Plus de cent automobiles escortaient le corbillard. « Un cortège de reine » s'exclama Monseigneur Philippe Choquette, ex-supérieur du Séminaire, à une Sœur qui se trouvait près de lui. La foi des gens se trompe rarement dans le domaine surnaturel : *vox populi, vox Dei.* À la mort de Marguerite Bourgeoys, la mère de la colonie, les gens disaient qu'ils avaient envie de chanter plutôt la messe de sainte Marguerite Bourgeoys que celle du requiem. C'était en 1700. Il a fallu attendre près de 300 ans avant que leur prescience surnaturelle trouve sa réalisation en 1982, avec la canonisation de celle que tous considéraient comme une sainte. Plaise à Dieu que le flair surnaturel des gens de Saint-Hyacinthe n'ait pas à attendre autant pour Élisabeth !

Ça, c'est ce qui se voyait à Saint-Hyacinthe. Pour les saints, la mort n'est pas quelque chose de triste. C'est l'arrivée dans la maison du Père, une fête, quoi ! Permettez-moi ici un souvenir personnel. Quand j'étais jeune, chez nous, en Gaspésie, j'aimais voir passer les bateaux. Je me souviens d'un de ces bateaux, énorme, géant. Il remplissait tout le champ de ma vision et semblait occuper à lui seul, toute l'étendue de la mer étale. Puis, lentement, à ma grande surprise, je le vis s'amenuiser petit à petit, disparaître silencieusement, glisser sur les eaux tranquilles vers un ailleurs qui échappait à ma vue. Finalement, il se fondit dans la mer infinie. Il était parti. Parti, oui, mais seulement de ma vue. Car, au moment où moi je disais : « il est parti, » ailleurs, d'autres me répondaient : « il arrive. »

C'est bien là l'image des deux rives de l'existence. Nous sommes sur cette rive et nous sommes tristes quand nous perdons des êtres chers. Mais sur l'autre rive, ils viennent rejoindre ceux qui les attendent. Notre rive, c'est la terre ; l'autre, c'est le ciel. Saint Augustin le rappelait avec justesse quand il disait : « Ne regardez pas la vie que je viens de finir, regardez celle que je commence. J'ai rejoint ceux que j'aimais ; j'attends ceux que j'aime. »

Imaginons un instant la réception que font saint Joseph et le Bienheureux Monseigneur Moreau à l'entrée dans la gloire d'Élisabeth ! Au ciel, il n'y a pas à attendre les longs délais pour les déclarations de vénérabilité, de béatification et de canonisation ! Les élus de Dieu sont immédiatement glorifiés.

Pour rester dans la symbolique de l'automne, disons qu'ils entrent dans la lumière éblouissante des couleurs. Car l'automne, c'est aussi tout l'éclat des ors éblouissants, des mordorés étincelants, des rouges enflammés, des roses lumineux. Quel spectacle féerique que cette symphonie des couleurs en automne ! Que doit donc être cette entrée dans la lumière de Dieu au ciel !

Il n'y a rien de triste non plus dans un coucher de soleil ! Encore faut-il avoir la capacité d'émerveillement. « Pour l'œil attentif, chaque moment possède sa propre beauté » disait Emerson. Le moment de la mort pour une âme sainte n'est rien de lugubre. C'est vraiment le *dies natalis*, le jour de sa naissance au ciel. Notre façon de lire les événements quotidiens peut colorer l'existence et lui donner un sens. Même quand le soir de la vie tombe sur ceux qu'on aime, il fait bon de penser qu'ailleurs, sur l'autre rivage, ils sont entrés dans l'éternelle clarté de Dieu. Élisabeth vient d'atteindre l'autre rive dans la splendeur de son couchant là où fleurissent des muguets éternels, les vraies « clochettes célestes. » Pour elle, bien sûr, c'est le couchant de sa vie terrestre mais en même temps, c'est le début d'une aube nouvelle, la clarté d'un matin de Pâques.

« Notre salut est entre vos mains ! » continue-t-elle à répéter du haut du ciel à saint Joseph. N'a-t-elle pas choisi cette devise pour s'assurer de la protection du bon saint Joseph à jamais ? Et il a soutenu son Institut.

À la mort d'Élisabeth, la communauté comptait 48 maisons, 534 professes, 27 novices et 29 postulantes. C'est sûrement là un gage de bénédiction.

Dieu est magnifique dans ses saints. Il en choisit de puissants comme saint Dominique, de pauvres et mortifiés comme François d'Assise ou Pierre d'Alcantara, de passionnés comme Paul ou Augustin, de courageux comme Jean de Brébeuf ou Isaac Jogues, de savants comme Thomas d'Aquin et Bonaventure, de pédagogues comme Dom Bosco, de dévoués et charitables comme Vincent de Paul, de zélés comme François Xavier et Thérèse de Lisieux, d'humoristiques et joyeux comme Philippe de Néri ; mais rien n'attire autant qu'un saint souriant et affable. On l'a senti un peu avec Jean XXIII et Jean-Paul 1er. Or, Élisabeth reflète justement cette bonne humeur dont on voudrait voir les saints rayonner. Elle n'a rien des saints inatteignables. Voilà pourquoi, on a écrit cette parole de saint Paul au-dessus de son tombeau tout simple de pierre grise : « Ce qui est faible dans le monde, Dieu le choisit pour confondre ce qui est fort » (1 Co 1, 27).

Dans notre monde agité, fiévreux et angoissé, Élisabeth nous arrive comme une brise printanière avec son fin sourire. Dieu la choisit pour illustrer à la lettre cette pensée de saint Vincent de Paul : « Si la charité était une pomme, dit-il, la cordialité en serait la couleur. Vous voyez quelquefois des personnes qui ont certaines rougeurs qui les rendent belles et agréables. Or, si la pomme était la charité, la couleur en serait la cordialité. Voilà donc comme la cordialité est une vertu par laquelle on témoigne l'amour qu'on a pour le prochain. On peut encore dire que si la charité était un arbre, les feuilles et le fruit en seraient la cordialité ; et si elle était un feu, la flamme en serait la cordialité... (Oc., X, 487). »

La région maskoutaine connaît la valeur des bonnes pommes. Élisabeth est née dans cette région où elle a vécu toute sa vie. Elle a toute la beauté des pommiers en fleurs et toute la couleur et la saveur des pommes savoureuses de l'automne. C'est la cordialité épanouie dans les vergers de chez nous.

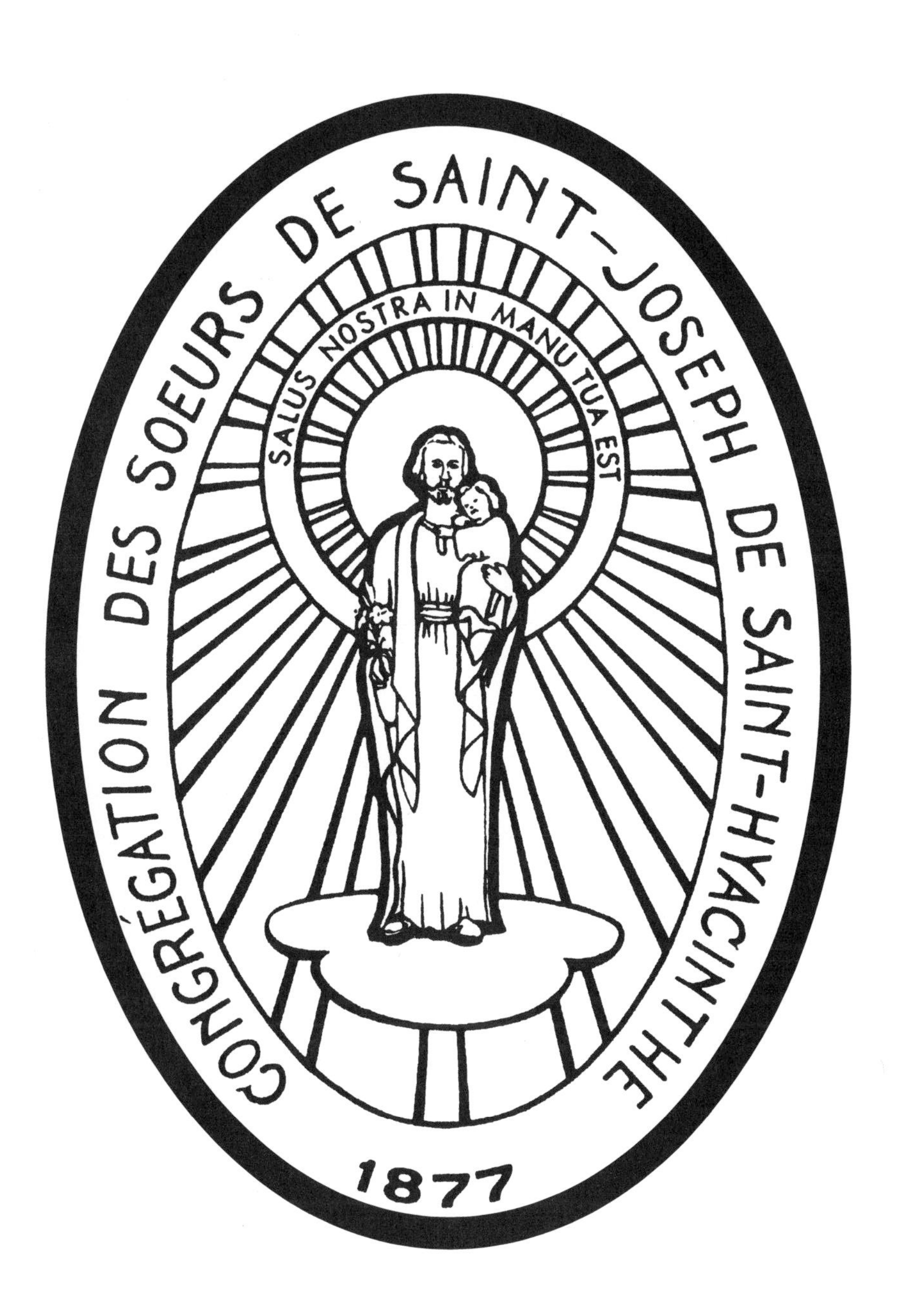

« Notre salut est entre vos mains »
Blason de l'Institut

13

Actualité d'Élisabeth

Comment Élisabeth nous rejoint-elle aujourd'hui ? Comment cette humble femme, cette simple religieuse peut-elle influencer nos pauvres petites vies ? Plus que nous pouvons le penser à première vue.

D'abord, elle est et reste profondément humaine, sensible à toutes les plus petites souffrances des épingles de la vie, proche et maternellement présente à tous les blessés de l'existence pour quelque raison que ce soit. Son sourire ineffaçable, sa bonhomie et son inaltérable bonne humeur la rendent encore aujourd'hui accessible et empathique.

Choisie elle-même pour une œuvre qui dépassait tout entendement, elle donne une leçon de courage à ceux qui n'osent pas risquer ou qui hésitent à faire le pas qui assurerait un dépassement de l'être. On a pu dire que la majorité des gens ne savent pas exploiter le dixième de leur potentiel latent. Élisabeth, pour sa part, a su exploiter même ce qu'elle n'avait pas. Confiante dans son évêque, porte-parole de la volonté de Dieu sur elle, elle s'est coulée dans cette volonté divine avec la simplicité d'un enfant. Son obéissance toute simple laisse transparaître toute la luminosité de son âme où ne filtre aucun amour-propre ni recherche d'elle-même. Cette harmonisation au bon vouloir divin la rend sereine et pacifiée. Comme Joseph qui apparaîtra père putatif du Sauveur et qui s'abandonne complètement aux desseins indéchiffrables de Dieu qui lui parle par l'ange, Élisabeth sera l'instrument effacé d'une communauté à qui on attribuera toute la paternité à Monseigneur Moreau. Elle vivra dans le silence complet comme son saint patron dont les évangiles n'ont retenu aucune parole.

L'accomplissement de la volonté de Dieu met l'âme dans la paix. Le secret de l'attirance d'Élisabeth vient justement de cette harmonie avec Dieu et les autres. Cet accord — faut-il le rappeler? — n'est pas quelque chose qui vient directement du ciel : c'est une longue et difficile conquête. Il faut que le froment soit moulu pour devenir pain; que le raisin soit broyé pour devenir vin. Ainsi en est-il dans le domaine spirituel. Toute discordance doit disparaître pour que l'harmonie du cœur s'élève pure et claire. En d'autres termes, l'harmonie, c'est le produit fini; c'est l'épi doré, fruit de durs labours, de pluies persistantes, de germination silencieuse, de patience et de temps. Le Seigneur lui-même le rappelait avec pertinence : « Si le grain ne meurt, il ne peut porter de fruits (Jn 12, 24). »

Il est bien évident que cette harmonie intérieure d'Élisabeth vient de son âme accordée d'abord à Dieu. Je rappelais un peu plus haut le cri de saint Augustin qui a vécu de longues années « désaccordé » et qui exprimait son angoisse dans ses *Confessions* qu'on pourrait intituler *Harmonie retrouvée :* « Vous nous avez faits pour Vous et notre cœur est inquiet *ou désaccordé* tant qu'il ne se repose pas en Vous. » Le repos en Dieu : tel est bien l'aspiration fondamentale d'Élisabeth. Encore toute jeune, elle se retire dans sa chambre ou elle s'est aménagé un oratoire pour prier. Plus tard, elle aspire à vivre contemplative chez les Adoratrices du Précieux-Sang ou à fonder un monastère de Dominicaines pour retrouver Dieu et l'harmonie intérieure. Sa voie est cependant « marquée ailleurs. » Elle doit la chercher longtemps dans la brume des doutes et des hésitations, en butte aux moqueries et aux humiliations mais avec un cran et une résistance tenaces. Dégagée de la « fascination de la bagatelle » (Sg 4, 12) — qu'on se rappelle l'histoire de la robe de satin bleu — elle s'accroche avec vigueur à l'essentiel et c'est en s'abaissant qu'elle s'élève à l'exemple du Christ exalté parce qu'il s'est abaissé (Phil 2, 9). Dieu prépare ainsi son instrument, l'ajuste à sa mesure. Indéniablement, Élisabeth s'impose aux jeunes désemparés qui ne trouvent pas de débouché à leur avenir bloqué. Elle leur indique comment chercher dans la persévérance pour aboutir aux résultats concrets et indique encore toute la valeur de l'intériorité dans un monde attaché au fugace et au superficiel.

La purification par le désert restera toujours le creuset où Dieu plonge les âmes pour en faire sortir ensuite des mélodies divines qui apaisent le monde fiévreux et frénétique. Élisabeth doit traverser un long tunnel elle aussi, «aplanir les chemins du Seigneur.» Comme le disait avec pertinence Jésus à Catherine de Sienne : «Je construis les âmes en les démolissant.» Élisabeth doit dépasser même ses aspirations spirituelles personnelles, accepter dans la confiance absolue et la foi nue la volonté de Dieu dictée par Monseigneur Moreau. Aucune réticence intérieure. Comme Joseph, elle va immédiatement là où se dessine la volonté divine. Jamais la moindre récrimination ou cacophonie intérieure. Son âme claire résonne nette et pure. Miroir sans tache, elle reflète toute l'harmonie de Dieu.

Cette harmonie va bientôt devenir concert. D'autres compagnes se joignent à elle. Comment expliquer la rapide expansion de sa communauté si ce n'est par le magnétisme de sa fondatrice? Parce que son cœur est exclusivement attaché à Jésus, il devient capable d'aimer éperdument et d'attirer des vocations multiples comme un feu qui se propage.

Le monde dans lequel nous vivons a les mêmes aspirations d'harmonie, de sécurité et de stabilité. Phare phosphorescent dans les ténèbres modernes, Élisabeth, toute simple et toute proche, souriante et sereine, nous dit encore que Dieu est proche, qu'il peut transformer notre cœur anxieux, le calmer, le rendre lumineux et incandescent pour tous ceux qui cherchent vainement dans des ornières, un peu de chaleur et de soleil. Petite étoile qui éclaire doucement, toute scintillante de sérénité et toute parfumée de l'odeur du bon Dieu ! Il est dit dans un psaume que « Dieu compte le nombres des étoiles et qu'il donne à chacune un nom » (Ps 146, 5). Comme Élisabeth n'a fait qu'embaumer toute sa vie par la fragrance exquise de ses vertus, nul doute que Dieu l'a appelée dans le ciel *parfum d'étoile* pour qu'elle continue à éclairer notre terre de ses rayons odorants !

ÉLISABETH,

L'odeur du foin coupé te faisait pressentir
L'indescriptible amour, l'au-delà du réel,
De ton cœur maintenant tu laisses épanouir
Les plus exquis parfums dans les jardins du ciel.

ÉLISABETH,

Comme muguet caché dans les humbles sous-bois,
Tu restes disponible au plus simple passant,
Laisse-nous découvrir la force de ta foi,
Tel le subtil parfum de cette fleur d'encens.

Ô douce ÉLISABETH au sourire serein,
Toi qui sus cultiver les fleurs du pur amour,
Enseigne-nous comment, dans l'humble quotidien,
Faire éclore l'odeur du simple humus des jours.

14

Élisabeth et son temps

25 mai 1851 : naissance et baptême à La Présentation de Saint-Hyacinthe (Québec)

mai 1859 ou 1860 : première communion

1864 : confirmation

printemps 1865 : tentative d'entrée en religion chez les Sœurs Grises de Saint-Hyacinthe

printemps 1865 : départ pour Brunswick (Maine) : Élisabeth travaille dans une filature de coton

1866 : déménagement des Bergeron à Salem (Massachusetts). Élisabeth continue le même travail. Elle donne des leçons de catéchisme aux adolescents

avril 1870 : retour au Québec, au Grand Rang de la Présentation

16 mars 1871 : entrée chez les Adoratrices du Précieux-Sang

1er juillet 1871 : retour à la maison

juillet 1871 : court séjour chez les Sœurs de Miséricorde

29 septembre 1875 : déménagement des Bergeron sur la rue Girouard à Saint-Hyacinthe, à proximité du Séminaire

16 janvier 1876 : Mgr Louis-Zéphirin Moreau est nommé évêque de Saint-Hyacinthe

17 décembre 1876 : Élisabeth admise dans le Tiers-Ordre de Saint-Dominique

1876... : tentative d'entrée chez les Sœurs de la Présentation

printemps 1877 : demande à l'évêque pour fonder des Dominicaines contemplatives

12 septembre 1877 : fondation des Sœurs de Saint-Joseph de Saint-Hyacinthe. Élisabeth est choisie comme « pierre d'assise » de la nouvelle communauté

Les 4 élues : Élisabeth Bergeron, Malvina Blanchette, Éloïse Saint-Germain et Valérie Langevin s'installent dans la pauvre école de La Providence

avril 1878 : visite canonique de Monseigneur Moreau

été 1878 : déménagement à la rue Sainte-Anne

17 août 1878 : vêture solennelle des cinq premières novices et début du noviciat

octobre 1878 : mort de Malvina, compagne des premières heures

12 septembre 1879 : destitution d'Élisabeth de ses fonctions de supérieure générale. Nomination comme assistante

19 mars 1880 : profession perpétuelle

29 août 1881 : déménagement à *l'Arche de Noé*

1882 : épidémie de typhus

19 mars 1882 : mandement pour instituer canoniquement les Sœurs de Saint-Joseph de Saint-Hyacinthe

Élisabeth est élue première assistante

4 août 1886 : élection comme assistante

1889: nouveau déménagement, rue Raymond

1891-1897 : Élisabeth est élue conseillère générale

1er mars 1891 : remise du premier exemplaire imprimé et relié des Constitutions

1897-1902 : Élisabeth est élue assistante ou conseillère tous les trois ou cinq ans

24 mai 1901 : mort de Monseigneur Moreau

1925 : Élisabeth démissionne de ses fonctions

29 mai 1929: célébration officielle du 50e anniversaire de la fondation de l'Institut.

Noces d'or de vie religieuse d'Élisabeth

Inauguration de la nouvelle chapelle

27 avril 1932: Élisabeth reçoit le sacrement des malades

29 avril l936 : pieuse **mort** à l'âge de 84 ans et 11 mois

2 mai 1936 : funérailles et sépulture au cimetière de la communauté, près de la croix, à l'endroit le plus élevé

19 mars 1962: approbation définitive des Constitutions par Jean XXIII

9 octobre 1968: exhumation et translation des restes à la maison mère

12 septembre 1976 : introduction de la cause de canonisation

12 janvier 1996 : Élisabeth est déclarée ***Vénérable***

Table des matières